身体的小秘密

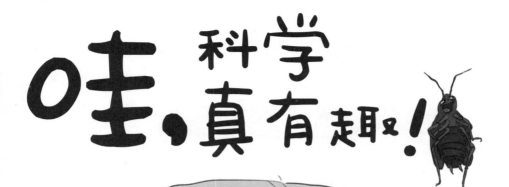

哇，科学真有趣！

身体的小秘密

怎么办！细菌就爱找你玩！

游一行　编著

石油工业出版社

图书在版编目（CIP）数据

身体的小秘密/游一行编著. ‐‐北京：石油工业
出版社，2021.3

（哇，科学真有趣）

ISBN 978‐7‐5183‐4373‐7

Ⅰ.①身… Ⅱ.①游… Ⅲ.①人体—少年读物
Ⅳ.①R32‐49

中国版本图书馆CIP数据核字（2020）第244883号

身体的小秘密

游一行　编著

出版发行：石油工业出版社
　　　　　（北京市朝阳区安华里二区1号楼　100011）
网　　　址：www. petropub. com
编 辑 部：（010）64523616　64523609
图书营销中心：（010）64523633
经　　　销：全国新华书店
印　　　刷：鸿鹄（唐山）印务有限公司

2021年3月第1版　　2021年3月第1次印刷
710毫米×1000毫米　开本：1/12　印张：12
字数：108千字

定价：39.80元

（如发现印装质量问题，我社图书营销中心负责调换）

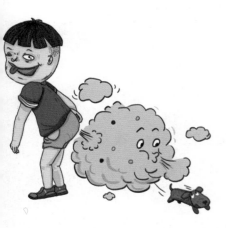

前 言

　　谁不想做一个干干净净的人，可是脏东西怎么也甩不掉！我们生活的环境里有苍蝇、蚊子、蟑螂、螨虫……我们的肚子里偶尔还会有虫子，就连脸上也是！我们每天都认真洗澡，但还是会不断产生头皮屑、体垢、溃疡、痘痘……更别提眼屎、鼻屎，还有耳屎了，至于那些屎、尿、屁，哎呀，臭死了！你也许会说，身体上的脏东西真是太可怕、太恶心了！

　　其实，不用难受，这些只是再正常不过的人体现象。本书对以上这些困扰你的问题都有详细的介绍，它将带你进入奇妙的人体科学世界，让你了解生动有趣的人体知识，让你从此更爱自己。

　　这里有传播病毒的害虫，有在显微镜下张牙舞爪的细菌，还有令人恶心的寄生虫、臭烘烘的排泄物，等等。这里还有个不讲卫生的家伙，一会儿被蚊子纠缠得烦躁不堪，一会儿又因为"可视化"的脚臭被小伙伴嘲笑，一会儿又被自己洗澡时搓出来的泥条儿恶心到，总之糗态百出。在你哈哈大笑这家伙的遭遇时，想想自己做得怎么样吧。

　　这是一本令人心惊胆战的书。它会毫不留情地告诉你，人活着就是在一刻不停地制造各种垃圾，其实我们生存的环境根本就没有想象中那么干净，细菌、病毒还有那些小得看不见的"吸血鬼"每天都陪着你生活，伴着你入眠。可是，读完之后，你会发现，原来世界上根本就不存在脏东西，那些所谓的脏东西里居然隐藏着那么多神奇的科学知识！

　　这本书会让你明白我们生活的环境和我们身体的关系，从呱呱坠地直到生命终结，我们一直都在适应环境和使用身体，尽可能健康快乐地吃饭睡觉、学习考试、运动玩耍。如果多了解一点这方面的知识，那么就能够更加正确地使用我们的身体，让它和环境配合得更好。正所谓"知己知彼，百战不殆"，对那些脏兮兮的东西了解得越多，就越能够正确地面对它们，既不冤枉"好人"——比如那些住在我们肠子里的细菌，也不放过"坏蛋"——比如那些窝在我们被褥里的螨虫。

　　好了，请诸位赶上这趟"健康号"快车的乘客，尽情地欣赏各种"好看"的手绘图片，"津津有味"地开始我们的恶心之旅吧……

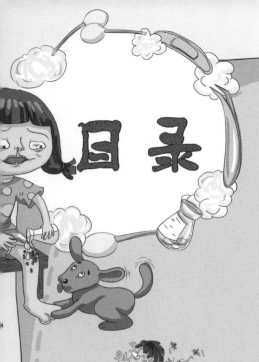

目录

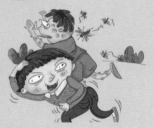

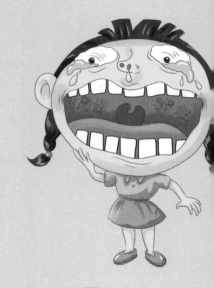

其实每个人都是制造恶心的机器，不是吗

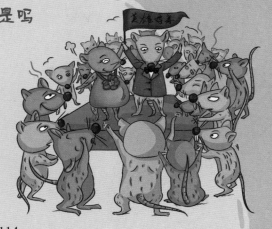

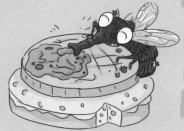

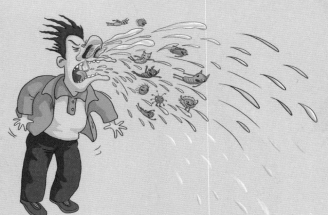

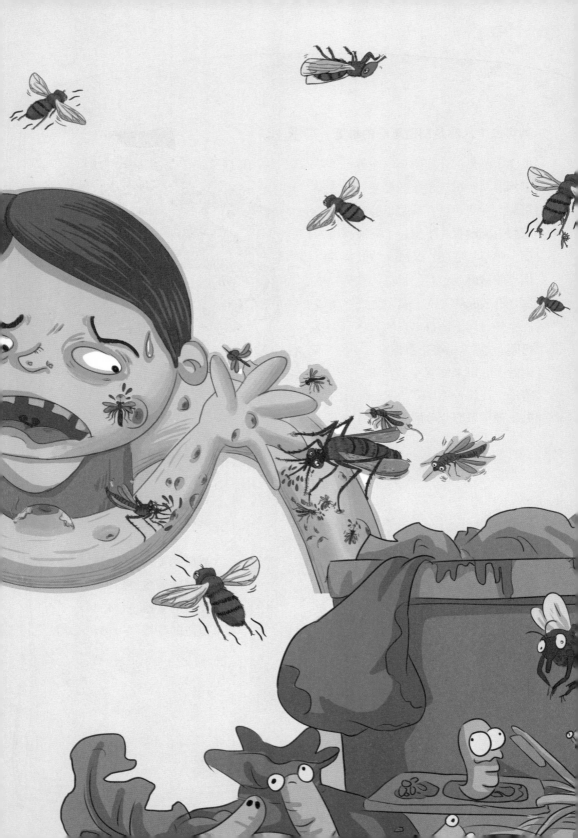

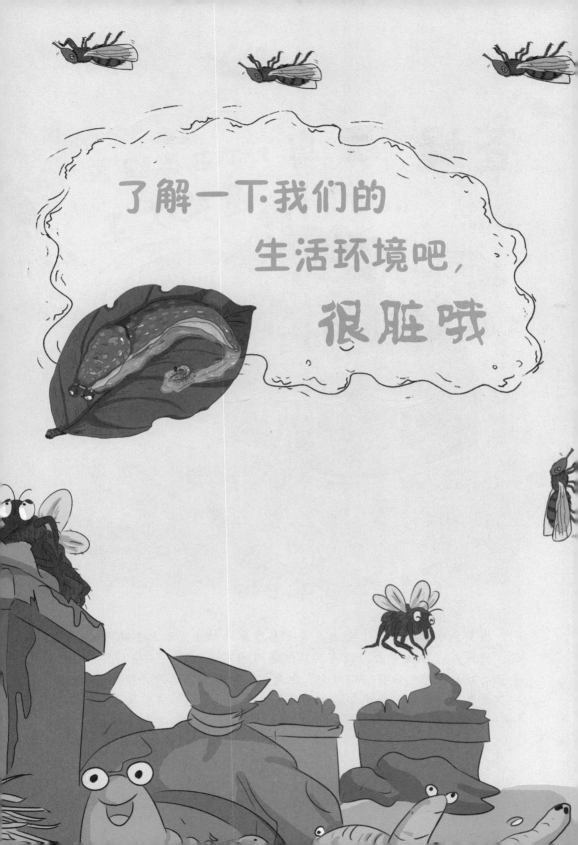

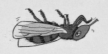

苍蝇

浑身上下都是细菌的恶心大王

边舔边吃、海绵状的嘴

苍蝇身上的细菌

哈哈，爬上来了！

便池里的便便

随苍蝇转移的细菌

用来品尝味道的毛毛

苍蝇宝宝——蛆

致病细菌

　　浅黄色软软的蛋糕上面覆盖着一层厚厚的奶油，看上去就很好吃。可是，还没等我伸出手去，就有两只嗡嗡叫的不速之客——苍蝇，企图捷足先登。我马上警觉地将它们赶走，但是它们却落在不远处兴致勃勃地搓手，一副蠢蠢欲动的样子。为了能够舒舒服服地享受蛋糕，我毅然取来苍蝇拍，"啪！"苍蝇倒是被打到了，可是我的蛋糕也被打翻了……可恶！

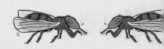

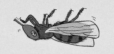
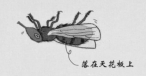

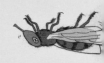

每天最重要的事情就是不停地吐了吃

先在蛋糕上吐点"口水"，然后蹭啊蹭，直到蛋糕变得稀溜溜、黏糊糊，再吧唧吧唧地舔着吃——没错，苍蝇吃东西就是这么恶心。对此，苍蝇表示很无奈，因为它们也想大嚼大咽，无奈长了一张海绵状的嘴，只能吸一吸，舔一舔。为了将所有能吃的东西都变成"美味黏粥"，苍蝇一天到晚都在不停地吐了吃。

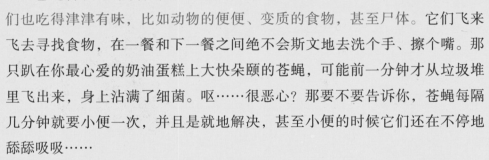

刚从便池出来，给你庆祝生日的苍蝇

苍蝇带到蛋糕上的细菌

美味生日蛋糕

苍蝇喜欢吃甜食，但不甜的东西，它们也吃得津津有味，比如动物的便便、变质的食物，甚至尸体。它们飞来飞去寻找食物，在一餐和下一餐之间绝不会斯文地去洗个手、擦个嘴。那只趴在你最心爱的奶油蛋糕上大快朵颐的苍蝇，可能前一分钟才从垃圾堆里飞出来，身上沾满了细菌。呕……很恶心？那要不要告诉你，苍蝇每隔几分钟就要小便一次，并且是就地解决，甚至小便的时候它们还在不停地舔舔吸吸……

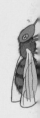

对于苍蝇来说，当然不觉得自己有什么恶心，相反，它们正是靠这种生存方式，健康快乐地徘徊在垃圾堆和粪堆里——"边吃、边吐、边拉"能帮助它们迅速将吃进去的细菌排出体外。从进食、吸收养分到将废物排出，苍蝇只要几秒钟（人类差不多要一整天）。也就是说，细菌还没有回过神来呢，就已经从苍蝇的身体里面"穿肠而过"了，即使有一些想在苍蝇肚子里生根发芽的"漏网之鱼"，也会立即被苍蝇天生的强大免疫系统所消灭。

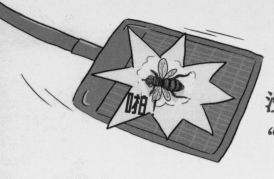

没有舌头，所以用脚来"尝"味道

　　苍蝇没有舌头，但不要因此以为它尝不出美味。苍蝇有一种独特的味觉器官，与众不同地长在脚上。只要你留心观察就会发现，苍蝇飞到一个地方会先动动脚，尝一尝，试试脚下的东西能不能吃，能吃的话立刻下嘴。苍蝇很贪吃，又喜欢到处飞，这样一来，它的脚就会沾上很多东西。这既不利于它飞行，又阻碍了它尝东西，所以只要一有机会，苍蝇就会使劲儿搓脚，把沾在脚上的食物搓掉。

　　说实话，如果苍蝇的"舌头"不是长在脚上，说不定它还没有那么讨人嫌呢。因为它的脚上还长着很多毛，藏满了病菌啊、虫卵啊等脏东西。这些"小坏蛋们"会跟着苍蝇到处飞，很有可能就被苍蝇带到了你的蛋糕上，等待祸害即将拿起蛋糕的你。

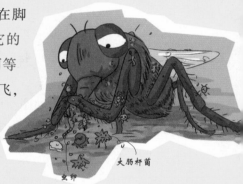

大肠杆菌

虫卵

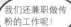

大头金蝇

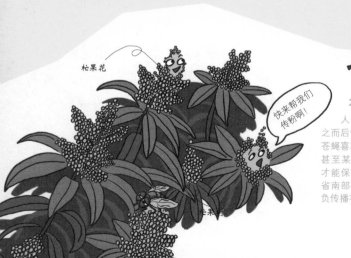

杜果花

快来帮我们传粉啊！

我们还兼职做传粉的工作呢！

苍蝇也是授粉专家

　　人们对苍蝇深恶痛绝，恨不得除之而后快，却不知它深受花朵的青睐。苍蝇喜欢访花吸蜜，是一个授粉专家，甚至某种植物只能由某种苍蝇授粉，才能保证产量和品质。例如中国台湾省南部的杜果，就由"大头金蝇"担负传播花粉的重任。

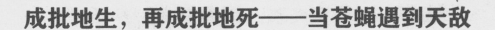

成批地生，再成批地死——当苍蝇遇到天敌

　　苍蝇对光的反应速度比人类要快 10 倍，因此很难用卷起来的报纸拍死它们。苍蝇的繁殖能力超强，只要一周时间，一对苍蝇就能将巴掌大小的垃圾场变成数万只苍蝇宝宝的游乐园。什么都吃，逃得飞快，不容易生病，生得还多——如此说来，苍蝇岂不是马上就要称霸地球了？不，当然不是这样的。苍蝇虽然家族兴旺，却有一大半子孙后代会因为天敌侵袭或其他灾害而夭亡。

　　除了左手苍蝇拍、右手杀虫剂的你，苍蝇还有三大天敌。

　　天敌之一——捕食动物，包括青蛙、蜻蜓、蜘蛛、壁虎、鸟等。很多动物不嫌弃热爱大便的苍蝇，还把它们当作美食哟！

　　天敌之二——寄生物，如姬蜂、小蜂等寄生蜂。这些动物常常将卵产在蛆或者蛆变成的蛹里面，卵孵出的幼虫就靠吃掉蛆来获得养分。

　　天敌之三——致命微生物。苍蝇虽然看起来百毒不侵，却不是某些微生物的对手，如一种叫"蝇单枝虫菌"的霉菌。若不幸沾染上这种霉菌，有着强大免疫力、可以在垃圾粪便病菌堆中安然穿行的苍蝇也会生病死去。

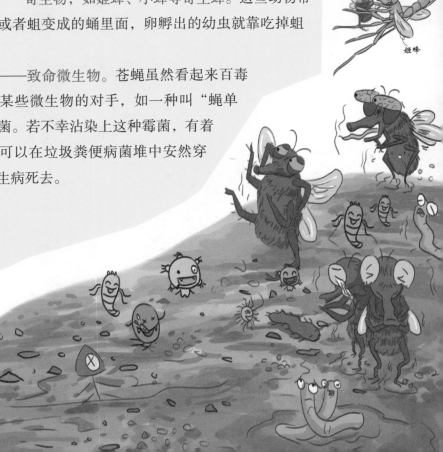

"咯吱"推开门。春游归来分外想家，真想扑上我那可爱的床啊！等等，什么味？臭味扑鼻，差点让人把隔夜饭吐出来。啊，走的时候忘记把厨房的垃圾清理掉了！只见白花花的肉虫子扭动着身体，纵横在垃圾上，一副垃圾霸主的样子……

蛆
生活在垃圾堆里
的
苍蝇宝宝

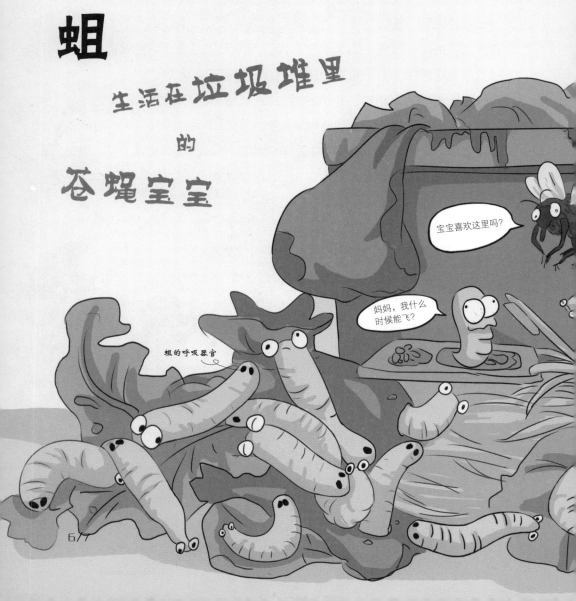

宝宝喜欢这里吗？

妈妈，我什么时候能飞？

蛆的呼吸器官

整天不停扭来扭去的苍蝇宝宝

　　这些白花花的肉虫子正是苍蝇的宝宝，它们的学名叫蛆。地球上现存的蛆有9万多种，每一种都是独一无二的。它们中间有一些是素食主义者，有一些长大后变成苍蝇，会像蜜蜂那样传播花粉，还有一些因为太懒而不愿意吃固体食物，干脆就生活在污水池里，甚至还进化出了一种体内进气管，好方便在水下呼吸。

　　蛆的身体大致呈椭圆形，其中一端逐渐缩小成一个尖尖的小点，这个小点就是蛆的脑袋。另一端则有两个黑点，看起来像眼睛，实际上却是蛆的呼吸器官。

　　如果有机会见到粪池里翻滚着的蛆，或者动物尸体上蠕动着的蛆，你一定会永生难忘。蛆看起来都是典型

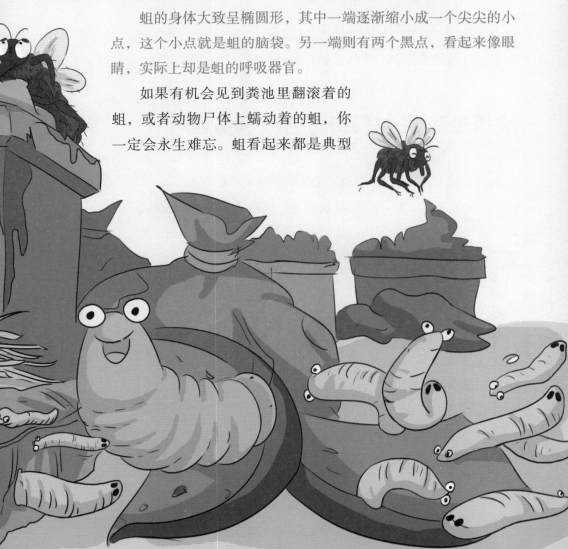

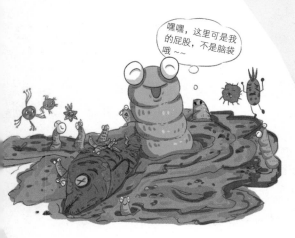

的多动症患者，它们整天不停地扭来扭去，再加上它们的妈妈——苍蝇总是一次产一大堆的卵，所以，和蛆的会面一定不会太愉快。

和它们的苍蝇妈妈一样，蛆也没有牙齿。它们也是先分泌出一种物质，将食物泡烂之后再吸着吃。对人类来说最恶心的东西往往就是蛆的最爱，沼泽是越臭越好，伤口是越烂越好，垃圾站是越脏越好，大粪坑是越有味道越好，总之就是越恶心越好。

垃圾处理机和伤口愈合"特效药"

偏爱脏东西的蛆可以算作自然界中的垃圾处理机，它可以将废物分解以便土壤再次吸收，所以，蛆是我们这个世界必不可少的成员。

某种蛆对于感染的伤口也有很好的清创效果。早在 16 世纪，人们就发现长了蛆的伤口反而愈合得更快。到了现代，尽管医学如此发达，医生们有时仍喜欢求助于这些看起来十分恶心的肉虫子。蛆只喜欢吃腐肉，而对新鲜的组织不感兴趣，这一点让医生喜出望外，因为这样一来，蛆可以精确地清理伤口的腐烂组织。它们的分泌物和排泄物里也含有非常棒的抑菌物质，能够帮助伤口消炎，起到天然抗生素的作用，还不会带来抗药性。相比用手术刀挖掉伤口里的腐肉，蛆虫疗法不会误切那些健康的组织，是不错的"特效药"！

被蛆"坑"的那些可怜动物

如果蛆只是清理一下腐肉，治疗一下伤口，那一定会荣登"最佳动物宝典"。但事实可不这么简单，蛆的存在经常让很多动物苦不堪言。

羊在牧场吃草的时候，说不定就会碰见在自己拉出来的屎上奋力翻滚的蛆，一不小心还会吸进去一两只。然后那一两只蛆虫就心安理得地在羊的鼻孔里安家了。这下可糟糕啦，羊的鼻子得病了。

马也是蛆的受害者。苍蝇经常把卵产在马的大腿上，马受不了痒，就用嘴去咬，一来二去，反而把苍蝇卵给吃了下去。结果就是，那些卵在马的胃里孵化，最后变成满满一胃的蛆。幸好人类已经研制出一种可以杀死胃里蛆的药物，要不然马就太可怜了。

千奇百怪的动物医生

钻进皮肤的水蛭

水蛭：排出淤血，确保血液畅通。

吃腐肉的蛆

蛆：除去伤口腐肉，促进伤口愈合。

蜜蜂

蜜蜂：活血化瘀，刺激神经。

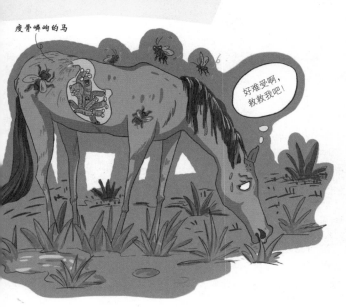
瘦骨嶙峋的马

好难受啊，救救我吧！

夏天的晚上，凉风吹散地面上的暑气，搬个小凳子一边乘凉一边吃着西瓜，这样的情景——实在是很可怕。咦？你不同意？那就请你亲自来试一试。那些在暗中伺机而动的"吸血鬼"，会偷偷降落在你裸露的皮肤上，躬腰低头，仿佛短跑运动员在起跑区蓄势待发，然后，它把短剑般的口器刺进你的皮肤……

蚊子
仲夏夜的"女"吸血鬼

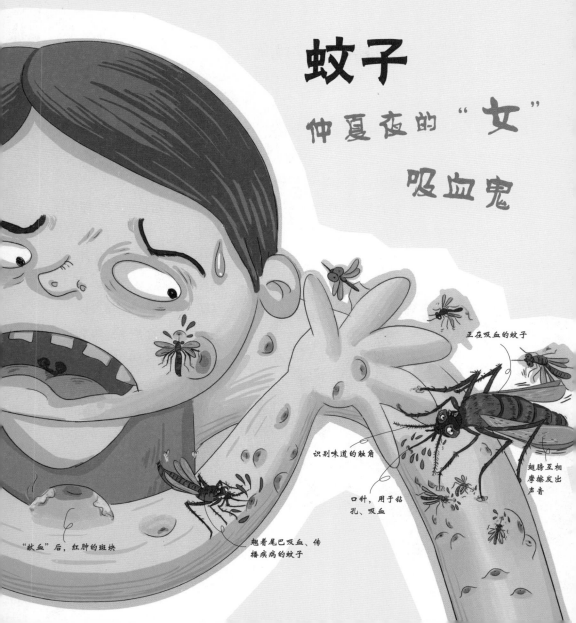

正在吸血的蚊子

识别味道的触角

翅膀互相摩擦发出声音

口针，用于钻孔、吸血

"献血"后，红肿的斑块

翘着尾巴吸血、传播疾病的蚊子

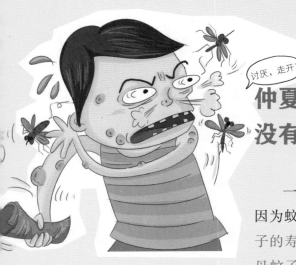

讨厌，走开！

绅士是不会喝血的！

就是，花蜜多好喝啊！

仲夏夜的吸血鬼
没有尖牙

一到夏天，就会出现很多蚊子。这是因为蚊子喜欢在炎热的季节生存繁殖。蚊子的寿命很短，运气好的话，会吸人血的母蚊子能活三个多月，而公蚊子一般只能活十几天。

蚊子嘴的学名叫"刺吸式口器"，由六根针组成。吸血的时候，它们首先要用两根针上的锯齿割开皮肤，然后用另外两根针在皮肤上钻孔，再将唾液"吐"进我们的血管——这是为了扩张血管并防止血液凝固。

看着蚊子吸血轻松简单，其实不然，一只蚊子"一顿饭"大约吸相较它体重两到三倍的血，需要 8 ~ 10 秒——它会在你的身上趴上一会儿，冒着被你发现并被拍死的危险。

一般等你觉得好痒时，蚊子早就已经吸得饱饱的，找个安静的地方消食去了。这时你又抓又挠，不但无济于事，还会越来越痒！这是因为蚊子吸血的时候把它的唾液"吐"了进去，越是抓，唾液就扩散得

防蚊大法

在户外运动：
使用含有避蚊胺的驱蚊药剂；
生吃大蒜，口服 B 族维生素；
穿黄色、白色等浅色衣服。

在室内闲居：
使用纱窗纱门、蚊帐；
在房间内放置几盒打开盖的清凉油或风油精；
在屋里摆放一两盆驱蚊草或薄荷。

越深，包也就越肿越大了。正确的方法是在被蚊子咬的地方抹一点儿花露水或是肥皂水，若是什么都没有，涂一点儿口水也可以。

"人肉蚊香"的传说

听说过"人肉蚊香"吗？这是指深得蚊子偏爱的人。一群朋友出去野餐，别人没什么事，他们却会被蚊子咬得很惨。被蚊子"喜欢"上真的是太惨了，我敢说那些倒霉蛋们一定很想对蚊子呐喊："你到底喜欢我哪一点？我改还不行吗！"

研究人员已经确认，蚊子的触须中，90%是为了侦测空气中的化学物质。而人所排出的乳酸以及二氧化碳和热量，对蚊子来说都有非常强的吸引力。总的来说，蚊子"喜欢"的人都会有以下几个特征：出汗多、皮肤嫩、喘气粗，和血型倒是没有关系哦。如果不想被蚊子侵扰，最好穿上长袖衣服和长裤，虽然不一定能挡住蚊子的嘴，但是可以让你闻起来不那么"香"。除此之外，避蚊胺也是一种能够有效防止蚊子骚扰的好东西，超市里卖的防蚊喷剂里，主要"功臣"就是它。

哈哈，这个正是我喜欢的味道。

咦？不咬我！

"穷人的瘟疫"——疟疾

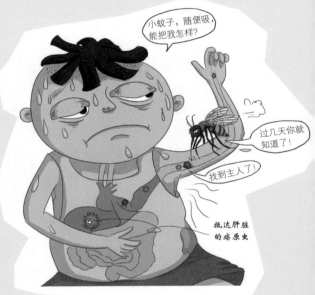

疟疾是一种由生活在炎热的沼泽地中的蚊子传播的、有潜在致命危险的疾病。传播这种疾病的蚊子叫作按蚊，是昆虫中唯一能够携带人体疟疾寄生虫的族类，它们长有带斑点的翅膀。

按蚊的唾液腺里携带一些微小的、蠕虫般的单细胞疟原虫，它们可以随着蚊子的"口水"进入人体。一般情况下，会有几十个疟原虫钻到血流里，但只要一个就足以杀人了。疟原虫在血流里仅停留几分钟，它们随着循环系统一路抵达肝脏，在那里停下脚步，各自找一个肝细胞钻进去。几乎可以肯定，被叮咬的人毫无察觉。之后一两个星期，表面上没什么迹象，但人体已经得上了疟疾，接下来，这个人会高烧、头痛、呕吐，还会出现一系列跟流感相似的症状。如果不能得到及时有效的治疗，人的生命很快就会受到威胁。

我们生活在一个疟疾横行的星球上，这绝非夸张。由于疟疾在发达的城市中很少见，所以大家可能会觉得它就像天花一样，是一种已经"过气了"的疾病，但事实绝非如此。疟疾差不多在 106 个国家肆虐，威胁到世界一半人口。疟疾被称为"穷人的瘟疫"，很容易被忽视。在有些研究者看来，疟疾之祸中最不幸的事情，就是发达国家已经摆脱了这种疾病。

蟑螂

仅仅靠着吃垃圾就活了一亿三千五百万年

难得的休息日，懒洋洋地窝在家里的沙发上看漫画，还在有一搭没一搭地吃薯条、爆米花。食物碎屑掉在米色的地毯上就像隐去了一样，仿佛是掉入土中的人参果。突然，一阵轻微的、窸窸窣窣的声音传了出来，好像有什么东西在轻轻抓着塑料袋，我将目光从漫画移到了手边……扁扁的身体，脏兮兮的咖啡色，还泛着一层肮脏的油光——蟑螂！只见它迅速地从一堆杂乱的报纸中窜出来，还没等我反应过来，就已经钻入了另一头的漫画书堆里……

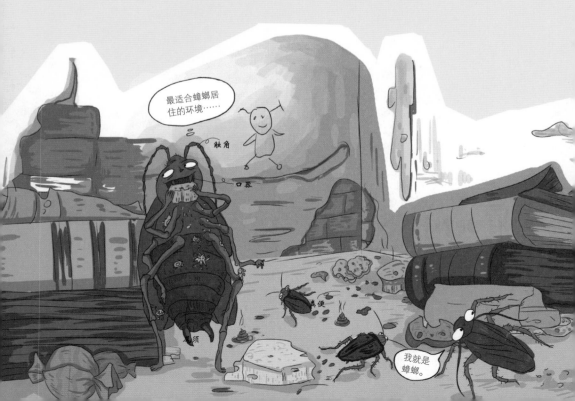

吃，以及活下去——蟑螂的信念

这里有必要着重介绍一下蟑螂的嘴。这些黑乎乎、恶心兮兮的小家伙们拥有咀嚼式口器，这给它们的生存能力加了不少分。咀嚼式口器意味着蟑螂什么都可以咬下来吃。想一想只能用海绵状的嘴在食物上面蹭蹭、舔舔、吸吸的苍蝇和只能吸吮动物血液或者植物汁液的蚊子吧，对于一只蟑螂来说可没有那么麻烦。它们才不管吃的东西是硬的还是软的、甜的

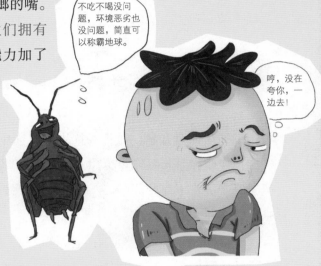

还是酸的、活的还是死的，运动鞋里的汗、炉子上沾着的油腻、邮票上的胶水，甚至电线、木头、自己拉的屎，它们都会嚼得津津有味。甚至在食物短缺的情况下，蟑螂不惜自相残杀，从自己的朋友下手，张嘴就吃。也许在蟑螂的世界里只有两个信念，那就是吃和活下去。

你喜欢，蟑螂也喜欢

如果你的小屋子温暖又温馨，那么你最好不要在里面随便吃零食或将杂物堆得到处都是。要知道你觉得舒适的话，蟑螂会觉得更舒适。如果恰好这个地方有很多死角，食物又丰富，那么蟑螂先生一定会举起它所有的脚来欢呼，并且立即举家搬迁过来。一定要记住，温暖、潮湿、食物丰富和多缝隙

是蟑螂最喜欢的地方。一般来说厨房比较容易受侵害，如果你的屋子让蟑螂觉得闻起来比较"香"，它们必然会不辞辛苦，迢迢赶来。

居家的蟑螂很容易污染食物，传播各种疾病，让你上吐下泻，虚弱不堪。所以，请尽量想办法消灭它们吧——至少不要让它们出现在你家里。

都市恐怖传说之打不死的小强

不知从何时开始，流传着这样的恐怖故事：如果你晚上在家里看到 1 只蟑螂，说明你家起码还隐藏着 30 只；如果你白天在家里看到 1 只蟑螂，你家里起码潜伏着 100 只。

怎么样？恐怖吗？

蟑螂具有群居的习性，在一个栖息点，蟑螂们总是少则几只，多则几十、几百只地聚集在一起。蟑螂的成虫和幼虫都能分泌一种"聚集信息素"，然后随着它们的粪便排出体外。因此，在蟑螂栖居的地方，经常可以见到由蟑螂

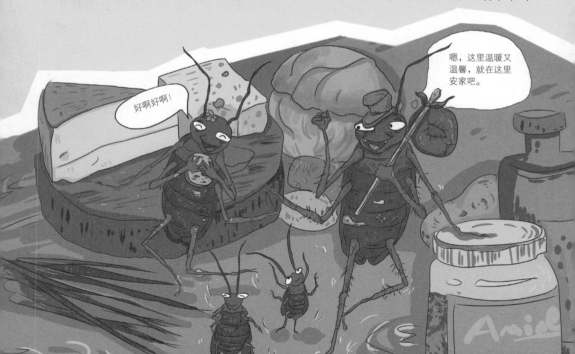

的粪便形成的棕褐色粪迹斑点。粪迹越多，聚集的蟑螂也越多。

记住，蟑螂一般不会明目张胆、大摇大摆地出现在你的面前。它们天生喜欢阴暗潮湿的地方，喜欢晚上出来活动，喜欢一有风吹草动就逃之夭夭。在冬天，它们大都喜欢待在厨房里，紧挨炉灶和暖气片给自己找一个舒服的温暖角落；到了盛夏高温季节，由于厨房温度过高，蟑螂们又会很"识时务"地分散迁移到别处。

如果你在家里发现了蟑螂，请深吸一口气，立即行动起来，一刻也不要延误。喷一些杀虫药剂，或者将洗衣粉洒在蟑螂经常出没的角落里，当然最重要的还是，保持环境的整洁。

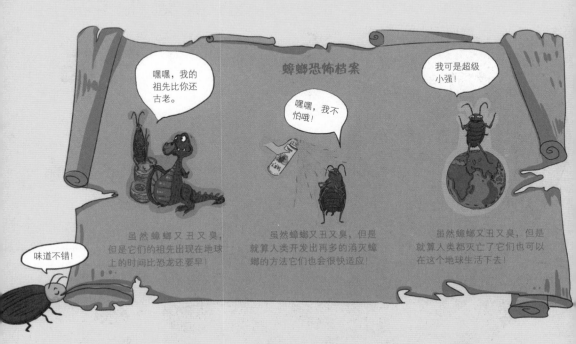

"啊嚏……啊嚏……"，对我来说，早上起床最痛苦的事情不是刷牙、洗脸，而是不得不打的十来个喷嚏，直打得我泪眼迷蒙，头昏脑涨，肋骨生疼。我只能在鼻涕滴落脚背之前飞奔到洗手台。

看着我粗大的毛孔和鼻子上一个个黑头，妈妈肯定地说："嗯，螨虫找上你了！"

螨虫

让你和你的宠物都不得安宁的小东西

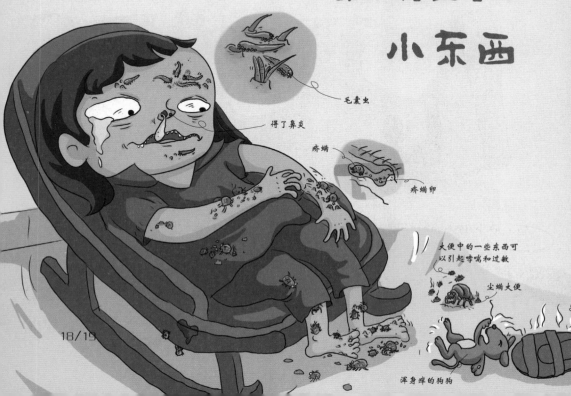

毛囊虫

得了鼻炎

疥螨

疥螨卵

大便中的一些东西可以引起哮喘和过敏

尘螨大便

浑身痒的狗狗

酒糟鼻从何而来

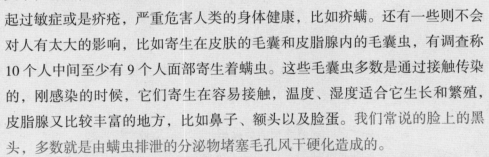

标准酒糟鼻

螨虫的种类很多，世界上已经发现的螨虫有 50000 多种，仅次于昆虫。大部分螨虫小到用显微镜才能看到，但是，我敢打赌只要看过一次你就很难忘记——螨虫的头、胸和腹部连接在一起，在腹部上长有 8 只小爪子，单从外表来看，它们很像神秘的 UFO。

螨虫与人的健康有非常密切的关系，有些螨虫可能会叮人吸血、侵害皮肤，引起过敏症或是疥疮，严重危害人类的身体健康，比如疥螨。还有一些则不会对人有太大的影响，比如寄生在皮肤的毛囊和皮脂腺内的毛囊虫，有调查称 10 个人中间至少有 9 个人面部寄生着螨虫。这些毛囊虫多数是通过接触传染的，刚感染的时候，它们寄生在容易接触，温度、湿度适合它生长和繁殖，皮脂腺又比较丰富的地方，比如鼻子、额头以及脸蛋。我们常说的脸上的黑头，多数就是由螨虫排泄的分泌物堵塞毛孔风干硬化造成的。

也许，你看这本书的时候，螨虫正成群结队地在你的眼睑、眉毛、耳朵、鼻子里爬。它们争先恐后地在你的毛孔里爬进爬出，大口大口吃着你脸上的油，吃完还要拉，然后把排泄物搞得到处都是。喔，别担心，也用不着马上放下书去疯狂洗脸，一般来说，毛囊虫不会对你产生太大的影响，只有在很严重的时候，才会让你皮肤发炎或是长一个红红的"酒糟鼻"。

螨虫

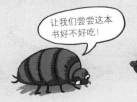

让我们尝尝这本书好不好吃！

为何我的鼻涕流呀流不停

最常见也是对人类危害最大的螨虫名叫尘螨，不过它们并没有生活在我们身上。尘螨生活在尘土里，靠吃我们身上掉下来的死细胞为生。咦，听起来好像很不错啊，如果不被吃掉，死细胞也不过是变成房间里的灰尘而已嘛。当然，主要问题不在于"吃"。事实上，尘螨的吃相极其恶心，比边吐边吃的苍蝇还要恶心三分：尘螨会事先通过拉屎释放一种消化酶，然后把自己要吃的食物统统泡在自己的粪便里。更讨厌的是，这种消化酶会让人过敏，就好像打开你鼻子里安装的水龙头一样，让你的清水鼻涕哗哗流个不停。

尘螨喜欢温暖潮湿的地方，又靠吃我们身上掉下来的死细胞维生，所以床可以说是它们的最爱。每天晚上被窝里阴暗又温暖，里面还有"你"这么一块大美食，尘螨们早就摩拳擦掌，等着大快朵颐啦。如果你不想和它们同床共

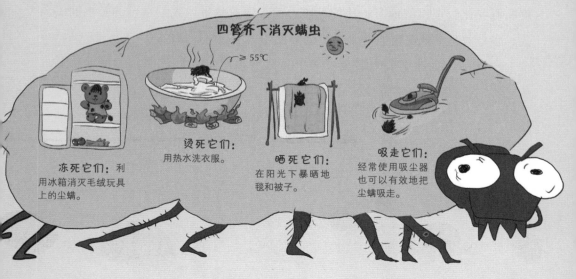

四管齐下消灭螨虫

≥ 55℃

冻死它们： 利用冰箱消灭毛绒玩具上的尘螨。

烫死它们： 用热水洗衣服。

晒死它们： 在阳光下暴晒地毯和被子。

吸走它们： 经常使用吸尘器也可以有效地把尘螨吸走。

眠，平时一定要注意家里的环境，保持空气干燥、通风。还有最重要的一点，刚起床的时候不要急着叠被子，要把被子抖一抖，去掉热气和湿气。

都是耳螨惹的祸

有时候家里的猫咪会很可爱地满地打滚，或是好像招财猫那样歪着头用爪子摸耳朵，虽然看起来可爱，但事实却是残酷的：小宠物可能正遭受着螨虫的折磨。

让你的宠物甩头打滚的罪魁祸首，是一种名叫耳螨的螨虫。严格来说，耳螨属于疥螨的一种，它的传染性极强，猫和狗都很容易被感染。耳螨通常都是鬼祟地躲在猫和狗的耳道中，所以，即使翻开小宠物的耳朵，通常也只能看到一些脓和暗红色的分泌物。因为耳朵痒痒的，所以小宠物会经常用爪子去抓，一旦抓破了皮肤，就很容易遭到细菌感染，甚至引发中耳炎或者脑炎。就算不是很严重，也会影响小宠物的听力。有的时候，耳螨还会传染给小宠物的下一代。所以感染耳螨虽然不是致命的疾病，但也不可掉以轻心。

雄螨大概长 0.3 毫米左右，雌螨要略大一些，差不多有 0.5 毫米，它们有着圆圆的身体。虽然是疥螨的一种，但是耳螨的抵抗力和抗杀能力都比一般的疥螨高，所以一旦被感染了，治疗起来也十分费时。

主人，我真的不是在卖萌！

寄生虫

待在肠子里
白吃白喝的家伙

夜深人静，当你进入梦乡的时候，有一种生物却开始活动起来。它们扭动着白色的身躯，争先恐后地挤出阴暗的甬道，想要探出头呼吸一下"外面的空气"，同时抓紧时间孕育后代——产卵。千万不要以为它们的生存环境很恶劣，所谓"阴暗的甬道"，对它们来说实际上是温暖又营养丰富的安乐窝，也就是——你的肠子；而当它们探出头来透气和产卵的地方，正是你的肛门……

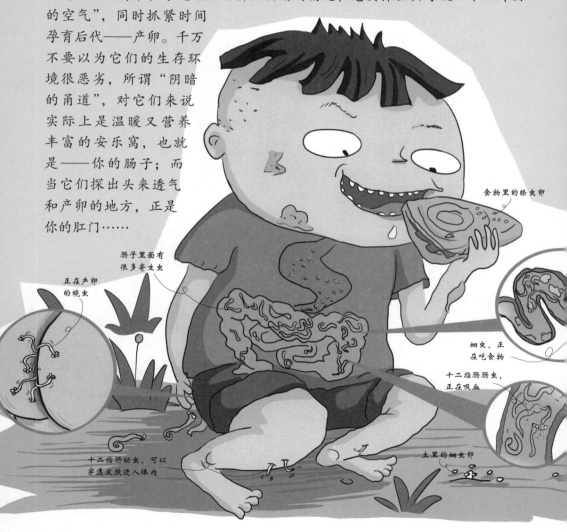

食物里的绦虫卵

肠子里面有
很多寄生虫

正在产卵
的蛲虫

蛔虫，正
在吃食物

十二指肠肠虫，
正在吸血

十二指肠幼虫，可以
穿透皮肤进入体内

土里的蛔虫卵

享受"人肉大餐"的小东西

虽然人类经过了漫长岁月的努力，进化到了食物链的顶端，但是仍然逃不过被"吃"的命运，"吃家"就是那些寄生在肠子里的小家伙们。有一些寄生虫要靠显微镜才能看见，比如钩虫，能从我们皮肤上的小伤口钻进我们的身体。一旦它们进去了，很快就能找到肠子，并且在那里驻扎下来，然后就开始舒舒服服地吸血了。我们的大肠和小肠大概是寄生虫最喜欢待的地方，因为那里充满了源源不断的、经过消化的营养成分，这些养分能让大多数寄生虫吃得极其舒服，以致它们的消化器官都很不发达——根本不需要发达。

寄生虫生活安逸又不用为食物担忧，于是它们的所有精力都用来繁殖后代。一旦被寄生虫盯上，你很快就会变得面黄肌瘦或者无精打采，因为养分都被这些小坏蛋们吸收走了。

又细又长的蛔虫和让你屁屁痒的蛲虫

人体寄生虫里面最有名的大概就是蛔虫了。如果不小心吃了沾有蛔虫卵的不干净食物，这些卵就会在我们的身体里孵化成为幼虫。这些蛔虫不会老老实实只待在肠子里，它们会通过小肠壁进入人体的内脏，比如肝脏，然后进入血管、心脏……通过心脏再进入肺部。它们会挠你的肺泡，使你猛烈咳嗽，把它们咳出来。它们可不是想就此脱离你，而是会同时加剧你咽部的吞咽，这样你又把小蛔虫吞进胃里去了。直到现在科学家也搞不明白为什么蛔

虫要这么折腾，而不直接在人的肠子里发育
呢？总而言之，蛔虫们愿意这么干。由于蛔
虫身体表皮有硬膜，所以它们不怕胃液的腐
蚀。等它们重新进入你的肠子，幸福的
寄生生活就开始了。如果你吃得好，
蛔虫们的日子就会过得很爽，吃你
消化的食物，同时拉在你肚子里，
然后互相恋爱生子，一条成熟的蛔
虫一天差不多能排 20 多万个卵，这
些卵会随着你的便便被排出体外，伺机
寻找下一个"冤大头"。

便便里的寄生虫

　　另一种比较容易感染人体的寄生虫
叫蛲虫。和蛔虫一样，如果你一不小心
吃了蛲虫的卵，它们也就顺顺当当地进入
你身体内部了。这之后，它们会跑到大肠里面
安家，每到晚上，雌蛲虫还会爬到你的肛门附近去产卵，让你在半夜因为太
痒而被惊醒。如果这个时候你用手去抓痒，那么那些卵就会沾到手指上，然
后在你舔手指的时候不知不觉又回到了你的嘴巴里——你一定会觉得这很恶
心吧！

可怕的巨型寄生虫——绦虫

　　绦虫是另一种喜欢待在人的肠道里的寄生虫，如果你随随便便地吃一些
没有煮熟的生肉，那就很可能把绦虫也一起吃下去了。绦虫的可怕之处在于

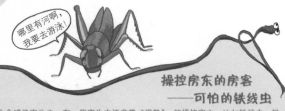

哪里有河啊，我要去游泳！

操控房东的房客
——可怕的铁线虫

动物也会感染寄生虫，有一些寄生虫还非常"强势"，能操控宿主，比如铁线虫。铁线虫是长在法国南部成年蝗虫体内的一种寄生虫，它如同一个永远也不会离开的房客，直到房主自寻死路。一旦铁线虫的幼虫生长成年，它就会释放出一种特殊的蛋白质，于是可怜的法国蝗虫就会不由自主地走向最近的水池，毫不犹豫地跳进去，犹如喝醉的酒鬼，完全忘记自己不会游泳的事实。一旦进入水中，蝗虫只有死路一条，而铁线虫则慢慢悠悠地游开，开始一段新的生活。

幸好铁线虫对人类不怎么感兴趣。

它能在你的肠子里一边吃一边不停地长大，一直长到 10 米长。

绦虫的身体像火车一样，是由好多节连接起来构成的，整个身子就好像扁扁的绳子。如果是一条长到将近 10 米的绦虫，那么它可能会有几千个节。

绦虫的成虫很懒惰，寄生在人的小肠里，靠体表来吸收营养。它们吃的目的也很单纯——养育后代，并以数量取胜。绦虫孵卵的过程很特殊，它们用长在头部的器官把自己固定在肠子壁上，然后制造出身体新的节片。成熟的节片里具有雌雄生殖系统各一套，其中含有虫卵 3 ~ 5 万个。因此，说绦虫一天排 2 ~ 3 万个卵都毫不夸张。绦虫的节片会从身体的末端逐段脱落，然后混在大便里离开人体。当我们身体里有很多绦虫的时候，就会出现营养不良和贫血的症状。

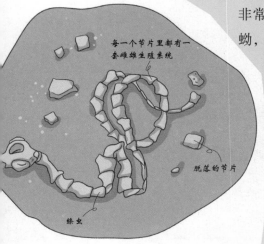

每一个节片里都有一套雌雄生殖系统

脱落的节片

绦虫

绦虫卵也有可能在人体内被孵化，这是非常可怕的一件事情，因为其幼虫——囊尾蚴，对人体的危害远大于成虫。它能穿越肠壁，进入血液，搭上前往身体迷宫的免费班车。它通常在皮下组织和肌肉中驻留，让你能摸得到皮肤下面有了一个硬硬的包，有时候，幼虫也会到达大脑和眼球，此外，心、舌、口腔、肺部甚至骨头，也不是它的禁区，是不是很可怕呢？

凌晨五点，天色还暗着。厨房的洗手池里却出现了两坨黏糊糊的"不速之客"——不知谁甩下的两坨咖啡色里透着绿的鼻涕。我忍着愤怒和恶心四处寻找卫生纸，一转眼的工夫，却发现"鼻涕"不见了，它们爬上了操作台，身后还拖着两道隐约泛着银色的痕迹——原来，它们是人们常说的鼻涕虫。

鼻涕虫

黏糊糊湿溜溜的
"裸体"
蜗牛

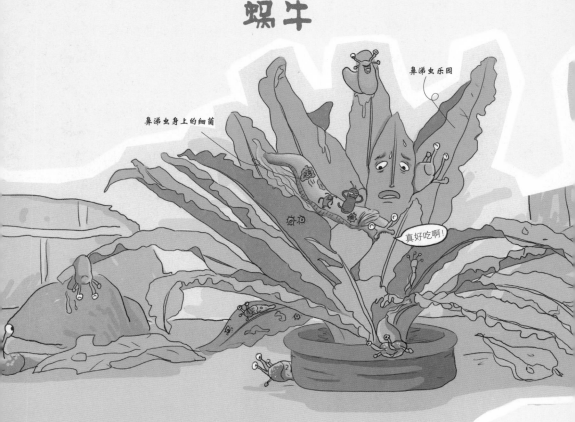

鼻涕虫乐园

鼻涕虫身上的细菌

真好吃啊！

把肚子当脚使的家伙

缩骨神功表演
票价：10 元

一条正常的鼻涕虫

鼻涕虫是一种软体动物，它和我们平时在餐桌上见到的蜗牛、扇贝、鱿鱼等其实是一类的，但是你肯定不愿意去吃一条鼻涕虫。那家伙就像一坨鼻涕，相比之下蜗牛要好看得多，虽然它俩的区别可能也就只是背上的壳而已。

它被撒了盐

和蜗牛一样，鼻涕虫属于腹足类动物，也就是说，它们把肚子当脚用。因为不像蜗牛那样有壳可以保护自己，所以鼻涕虫练就了一身"缩骨功"，它们可以把自己的身体缩小到只有原来的 1/11 大小，然后躲到一个不容易被发现的小空间里，直到危险过去。

另外，鼻涕虫的生命力也非常顽强，它们可以坚持 130 天不吃不喝，但是一旦有了食物，又会变成不折不扣的"大胃王"，有的时候它们甚至不惜吃掉自己的同类。鼻涕虫怕盐，遇到盐后会马上干瘪下去。但是就算看起来已经萎缩得像死掉了一样，它们还是可以死而复生的。

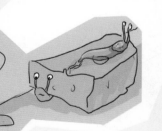

只要能够吸收足够的水分，鼻涕虫的身体又会重新涨大。如果晚上睡觉前，在鼻涕虫出没的地方放一点儿啤酒，那么第二天就能看到吃得胖乎乎的鼻涕虫了。

鼻涕虫虽然对人体没有什么坏处，但是因为它们喜欢吃植物，而且食量很大，所以，如果你家里种了绿植，最好还是别招惹它进门。

黏糊糊的原因

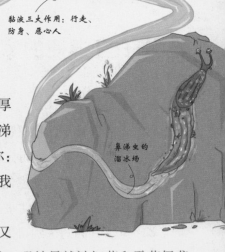

黏液三大作用：行走、防身、恶心人

鼻涕虫的溜冰场

鼻涕虫为什么要在自己身上裹上那么一层厚厚的黏液呢？它们自己不觉得恶心吗？如果鼻涕虫会说话，它们一定会义正词严地大声回答你："当然不觉得恶心，不仅不恶心，这层黏液对我们鼻涕虫来说可是必不可少的。"

鼻涕虫全身柔软，既没有壳的保护，皮肤又只有薄薄的一层，如果不是靠着覆满全身的黏液，恐怕早就被细菌和霉菌侵袭了。除了能抵挡细菌，这满身的黏液也是很好的防身武器，就像没有人会愿意去吃一坨黏糊糊的鼻涕一样，动物们也很少会选择鼻涕虫作为自己的点心。

仔细观察的话不难发现，只要是鼻涕虫经过的地方都会有一条银色的痕迹，这其实是鼻涕虫为了行走顺溜而特地分泌出来的。前面已经说过，鼻涕

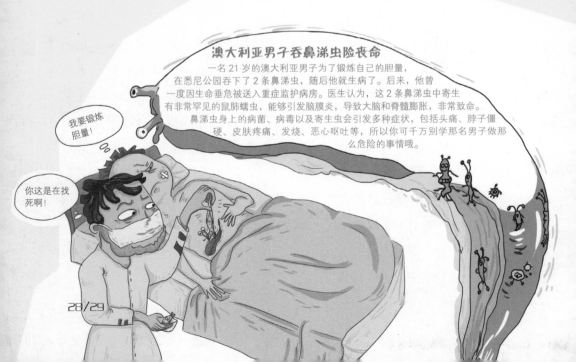

澳大利亚男子吞鼻涕虫险丧命

一名21岁的澳大利亚男子为了锻炼自己的胆量，在悉尼公园吞下了2条鼻涕虫，随后他就生病了。后来，他曾一度因生命垂危被送入重症监护病房。医生认为，这2条鼻涕虫中寄生有非常罕见的鼠肺蠕虫，能够引发脑膜炎，导致大脑和脊髓膨胀，非常致命。鼻涕虫身上的病菌、病毒以及寄生虫会引发多种症状，包括头痛、脖子僵硬、皮肤疼痛、发烧、恶心呕吐等，所以你可千万别学那名男子做那么危险的事情哦。

我要锻炼胆量！

你这是在找死啊！

虫用肚子来当脚使，如果没有黏液的帮忙，鼻涕虫们就寸步难行了。就是靠分泌出来的黏液，鼻涕虫把地面变得和溜冰场一样，然后欢快地在上面滑行。

像植物一样能够光合作用的鼻涕虫

大多数鼻涕虫都是灰不溜秋的，不过，也有一种生活在海里的绿色鼻涕虫。不要小看这些绿色的小家伙哦，科学家发现，这种绿色鼻涕虫是半动物、半植物，自己能生产叶绿素，因而能进行光合作用，把阳光转化为能量。出生后只要享用了一顿绿藻大餐，这种软体动物体内便充满了叶绿体，从此便可终生禁食。利用这种"偷来的"技能，它们即使什么都不吃也可以吸收营养——只要晒晒太阳就可以了。

这种聪明的绿色鼻涕虫生活在新英格兰和加拿大盐沼地。除了"偷盗"形成叶绿素所需基因以外，它还"偷取"名叫叶绿体的小细胞，用来进行光合作用。

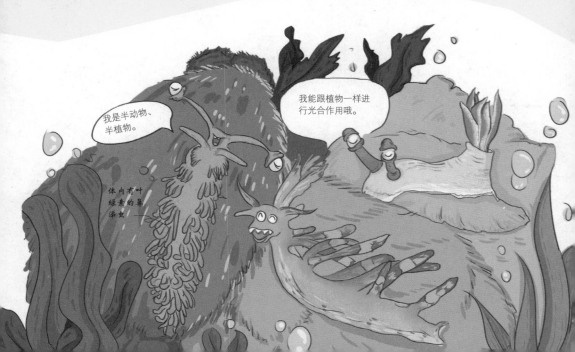

咦，什么情况？垃圾箱旁乱糟糟的，菜叶子、鸡蛋壳、塑料袋……散开一地。揉了揉眼睛，只见垃圾堆上爬着只灰溜溜、拖着长尾巴的小东西！它长长的嘴巴拱着地，尖尖的牙齿正不停地啃咬，胡须一翘一翘，上面还沾着脏兮兮的渣子。它的旁边绕着一群苍蝇，随着它的移动起起落落，寻找着美食。仿佛感觉到周围有异常，它贼溜溜、绿莹莹的小眼睛转过来乜斜了我一眼。"啊，老鼠！"我大喊一声，手里的垃圾袋掉在地上，老鼠也在我的喊声中窜出垃圾堆，越过垃圾箱，溜过墙脚，钻进洞里逃走了！

老鼠

长牙尖嘴灰不溜秋的

超级杀手

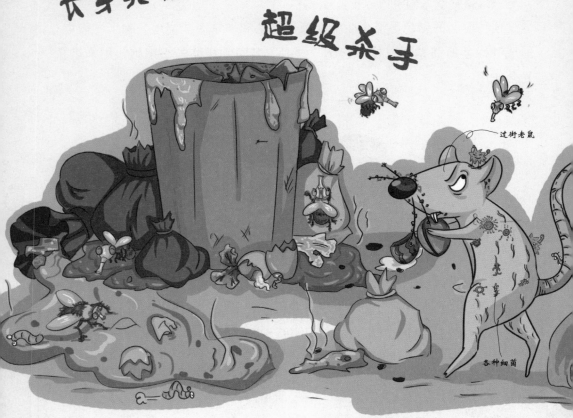

过街老鼠

各种细菌

标准吃货和"英雄母亲"

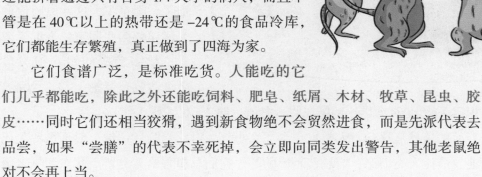

不管你喜欢还是不喜欢，都千万不能小瞧老鼠！这些小东西个个身怀绝技，会打洞能上树，会爬山能涉水，能从 5 楼跳到地面而毫发不伤，还能挤着通过只有自身 1/4 大小的洞穴，而且不管是在 40℃ 以上的热带还是 -24℃ 的食品冷库，它们都能生存繁殖，真正做到了四海为家。

它们食谱广泛，是标准吃货。人能吃的它们几乎都能吃，除此之外还能吃饲料、肥皂、纸屑、木材、牧草、昆虫、胶皮……同时它们还相当狡猾，遇到新食物绝不会贸然进食，而是先派代表去品尝，如果"尝膳"的代表不幸死掉，会立即向同类发出警告，其他老鼠绝对不会再上当。

老鼠最叫绝的本领当属它们的繁殖速度了。老鼠妈妈差不多个个都是"英雄母亲"——每两个月生一次，一次生 6 到 22 个孩子。然后，只需要 4 个月，这些小老鼠也可以当爸妈了，它们会继续疯狂地生小老鼠。"一公加一母，一年三百五"，够强悍吧！

又咬又吃又拿又留的超级杀手

"咔嚓、咔嚓！"老鼠又在咬东西了！这也怪不了它们，老鼠的牙齿没有牙根，因此可以一直生长下去，放着不管的话，很快它们就会因为牙齿太长而连嘴都闭不上！不过，这可苦了我们了，家具、门窗、墙面……哪里都可能遭殃。而且老鼠咬啮电缆会引起短路，引发火灾。

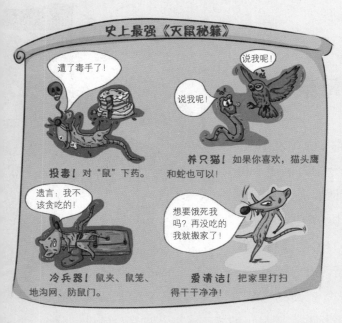

这些吃货不仅啥都吃，还相当能吃，每天吃掉的食物相当于自身体重的 1/10 到 1/5。吃也就算了，它们还边吃边糟蹋。粗略估算，老鼠是吃一份、糟蹋两份、弄脏四份。吃饱了、喝足了，这些厚脸皮的家伙还要搬些回家！全世界来看，鼠害造成的粮食损失最高可达收获量的 15% ~ 20%，

相当于 25 个贫穷国家的国民收入总值，够 1.5 亿人吃 1 年！

如果只是这样，人类也不会那么小气，对它们咬牙切齿，恨不得置之死地。最让人类愤怒、憎恶、恐惧的是，它们总想着给人类留点儿东西！老鼠们经常出没在垃圾堆和排水沟，身上带有各种各样的致病细菌、微生物和寄生虫，它们可能觉得不能白吃白喝，就直接或通过排泄物和体外寄生虫把这些病毒传播给人类！它们的"礼节"对人类来说可是噩梦，据专家估计，历

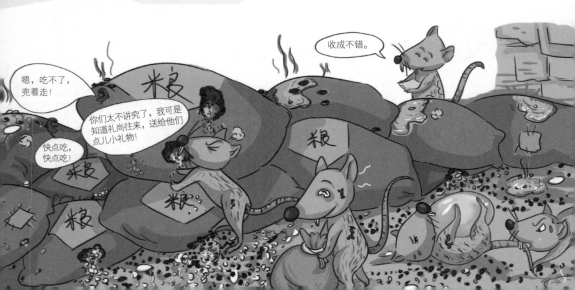

史上被鼠类传播疾病夺走的生命超过所有战争死亡人数的总和！老鼠简直是潜伏在人类身边的超级杀手！

夺命鼠疫锻造的人间地狱

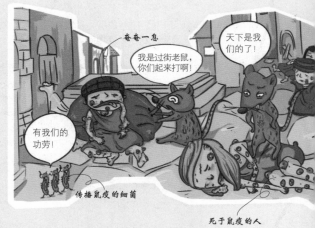

"水泡和疖子出现在胳膊、大腿和脖子上……他们非常虚弱，只能倚靠在床上。不久，疖子变成核桃那么大，然后变成鸡蛋或鹅蛋大小，那种感觉痛彻心扉。病症会持续三天，到了第四天，又一个孤魂升入了天国。"有没有觉得毛骨悚然？这是 1347 年，意大利南端墨西拿城一名叫迈克的牧师写下的。一场鼠疫正肆虐他所在的城市，整个城市仿佛是人间地狱。

这场鼠疫最终杀死了 2500 万人，相当于当时欧洲人口的 1/3！鼠疫是由一种叫作鼠疫耶尔森氏菌的病菌引起的。这种病菌个头非常小，但非常厉害，如果没有抗生素，会让差不多 1/3 患者在短时间内死亡。

在不知道鼠疫为什么会爆发，也不知道怎么治疗的时候，人们能做的只是隔离和奔逃。当时的医生为了杜绝感染，身穿泡过蜡的亚麻或帆布衫，头戴黑帽，脸上戴着可过滤空气、状如鸟嘴般的面具，眼睛由透明的玻璃护着，手着白手套，持木棍，用来掀开病患的被单或衣物，或指挥病人如何疗养。他们希望这样的装备可以保护自己免于鼠疫的感染，遗憾的是，这样的装扮除了能够吓唬小孩之外毫无作用。

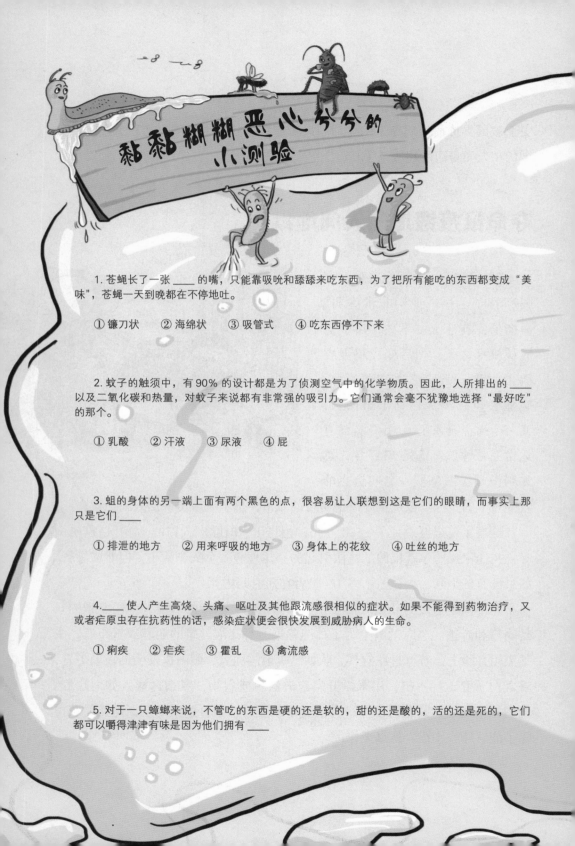

黏黏糊糊恶心兮兮的小测验

1. 苍蝇长了一张 ＿＿＿ 的嘴，只能靠吸吮和舔舔来吃东西，为了把所有能吃的东西都变成"美味"，苍蝇一天到晚都在不停地吐。

① 镰刀状　　② 海绵状　　③ 吸管式　　④ 吃东西停不下来

2. 蚊子的触须中，有90% 的设计都是为了侦测空气中的化学物质。因此，人所排出的 ＿＿＿ 以及二氧化碳和热量，对蚊子来说都有非常强的吸引力。它们通常会毫不犹豫地选择"最好吃"的那个。

① 乳酸　　② 汗液　　③ 尿液　　④ 屁

3. 蛆的身体的另一端上面有两个黑色的点，很容易让人联想到这是它们的眼睛，而事实上那只是它们 ＿＿＿

① 排泄的地方　　② 用来呼吸的地方　　③ 身体上的花纹　　④ 吐丝的地方

4. ＿＿＿ 使人产生高烧、头痛、呕吐及其他跟流感很相似的症状。如果不能得到药物治疗，又或者疟原虫存在抗药性的话，感染症状便会很快发展到威胁病人的生命。

① 痢疾　　② 疟疾　　③ 霍乱　　④ 禽流感

5. 对于一只蟑螂来说，不管吃的东西是硬的还是软的，甜的还是酸的，活的还是死的，它们都可以嚼得津津有味是因为他们拥有 ＿＿＿

① 海绵式口器　　② 咀嚼式口器　　③ 刺吸式口器　　④ 惊人的食欲

6. 因为蟑螂具有 ＿＿ 的习性。在一个栖息点上，蟑螂们总是少则几个，多则几十、几百个聚集在一起。

① 独来独往　　② 喜欢阴暗　　③ 贪婪　　④ 群居

7. 尘螨喜欢温暖潮湿的地方，靠吃 ＿＿ 为生。

① 我们身上掉下来的死细胞　　② 我们脸上分泌的油脂　　③ 灰尘　　④ 垃圾

8. 我们的大肠和小肠大概是寄生虫最喜欢待的地方，因为那里充满了源源不断的、经过消化的营养成分，这些养分能让大多数的寄生虫吃得极其舒服，以致它们的 ＿＿ 都很不发达——因为根本不需要发达。

①消化器官　　②眼睛　　③嗅觉系统　　④生殖器官

9. 鼻涕虫全身柔软，既没有壳的保护，皮肤又只有薄薄的一层，如果不是靠着覆满全身的 ＿＿，鼻涕虫早就被细菌和霉菌侵袭了。

① 鼻涕　　2 薄膜　　③ 黏液　　④ 水分

10. 人类要十月怀胎才能生下一个小宝宝，可是老鼠妈妈差不多每两个月就能生一次宝宝，并且一胎能生 ＿＿ 小老鼠，然后，只需要四个月，这些小老鼠们也可以当爸妈了。

①1只　　②2只　　③6～22只　　④4只

答案：1② 2① 3② 4④ 5② 6④ 7① 8① 9③ 10③

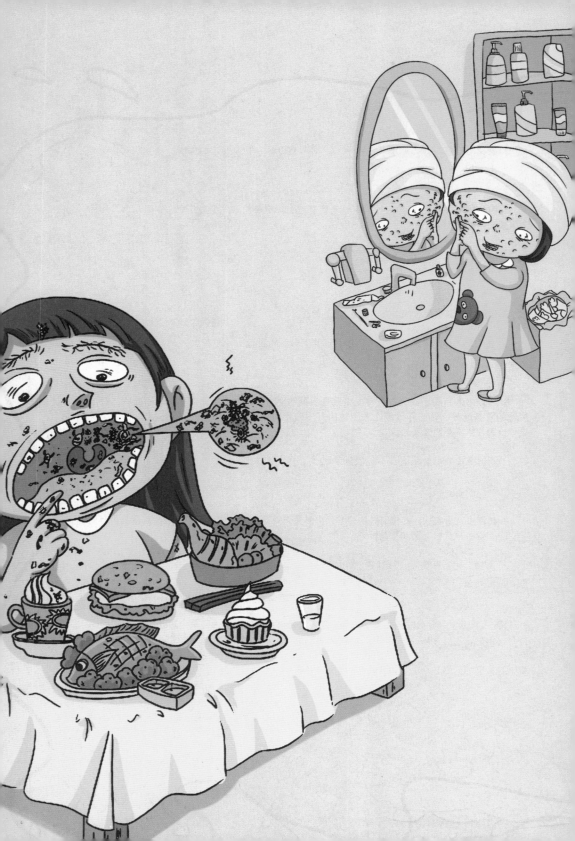

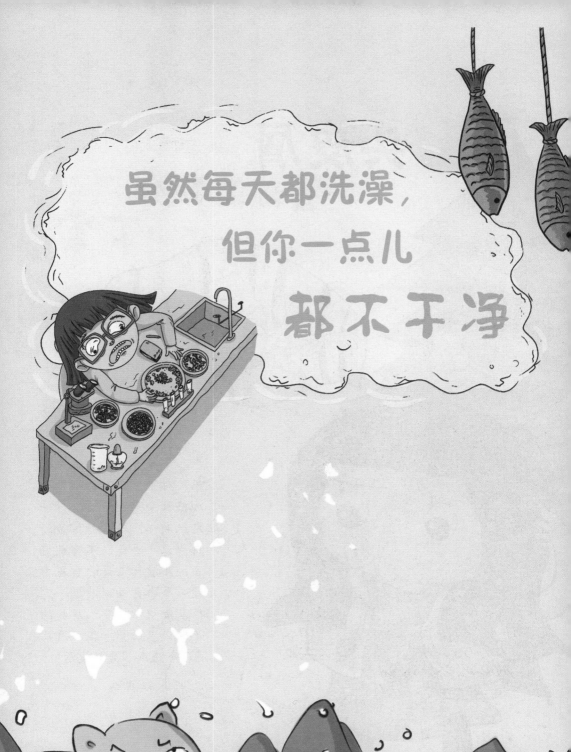

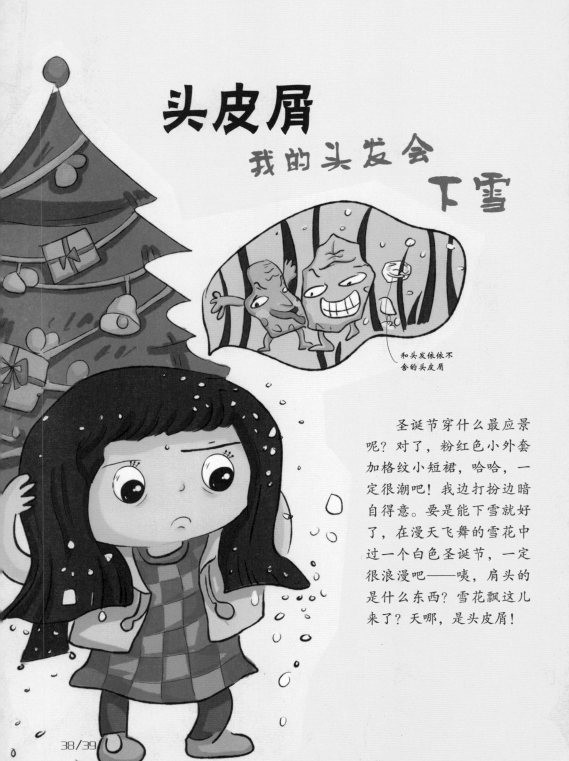

头皮屑

我的头发会下雪

和头发依依不舍的头皮屑

圣诞节穿什么最应景呢？对了，粉红色小外套加格纹小短裙，哈哈，一定很潮吧！我边打扮边暗自得意。要是能下雪就好了，在漫天飞舞的雪花中过一个白色圣诞节，一定很浪漫吧——咦，肩头的是什么东西？雪花飘这儿来了？天哪，是头皮屑！

头皮屑，四季飘飞的雪

其实人类无时无刻不在脱皮。

事实上，每个人都有皮屑，不仅是"头"，我们身体上的每一寸皮肤都在产生着皮屑。像蛇会蜕皮那样，人也会脱皮。所谓"脱皮"，其实就是皮肤上那些老化、死去的细胞离开我们的过程。

人类同地球上的其他生物一样，都是由一种有生命的小单元——细胞——组成的。单个的细胞很小，而且是透明的，只有用显微镜才能捕捉到它们的身影。然而大量的细胞聚集在一起，就是有血有肉活生生的你我了，看得见、摸得着，会笑也会闹。

组成人体的细胞时时刻刻都在进行新旧更替，每天都会有几十亿个新细胞生长出来，取代那些旧细胞。老死的细胞会掉落，于是每分钟都会有数以万计的皮肤细胞漂浮到空中去。事实上，你房间里的大多数尘埃就是脱落的皮屑。幸好大部分皮屑都很小，用肉眼根本看不到。但是头皮屑就没有这么好命啦，那些白花花黏糊糊的小东西通常会粘在你的头发上或是衣服上，显眼又令人恶心。难道是头皮比较高级所以皮屑也比较难缠吗？不，事实上，头皮产生的"皮屑"和真正令你烦恼的"头皮屑"是两回事。

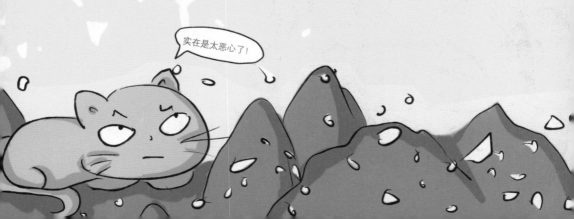

实在是太恶心了！

头皮屑的恶性循环

在头皮屑形成的过程中，有两种东西起了重要的作用：一是头皮分泌的油脂，二是以油脂为食的真菌，它们可是缺一不可。分泌油脂是没有办法的事情，然而真菌也并非"罪魁祸首"。让你的头皮四季飘雪的这种真菌名字叫作马色拉菌，它主要生长在动物、人体的皮肤表面，也就是说，马色拉菌几乎人人都有，而通常，它不会带来什么坏的影响。

世界上的很多事情就是这样，似乎谁都没有什么过错，但结果却让人哭笑不得。觉得头皮痒于是拼命挠头，结果哗啦啦掉了一地头皮屑，然后身边的人全都掩面躲开。你沮丧地诅咒着该死的头皮屑，而头皮屑却一脸无辜："我也没有办法啊，我也不想的，这只不过是因为油脂恰好分泌得多了点儿，让马色拉菌大快朵颐、大量繁殖，结果又刺激头皮细胞分泌出更多的油脂……"看吧，恶性循环就是这么产生的。如果你的皮肤比较敏感，那么你可能会更不幸。因为马拉色菌在分解油脂、给自身提供养分的过程中，还会产生一些物质，其中一种物质是油酸。油酸会渗透进入头皮角质层下方，很容易引起炎症反应。结果就是头皮角质层出现不规则的裂缝，进而产生新一轮的头皮屑。

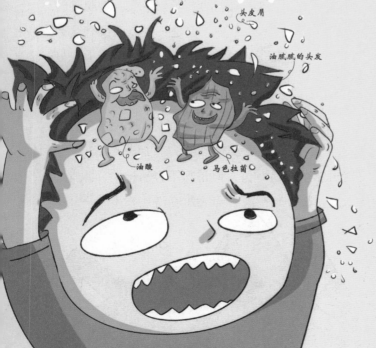

头皮屑

油腻腻的头发

油酸

马色拉菌

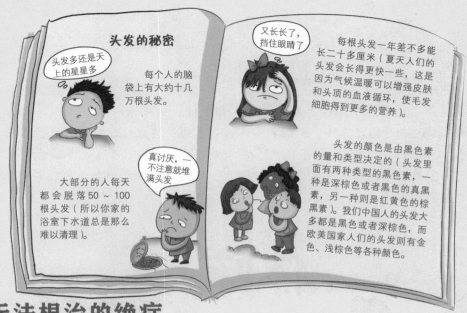

头发的秘密

头发多还是天上的星星多？

每个人的脑袋上有大约十几万根头发。

又长长了，挡住眼睛了

真讨厌，一不注意就堆满头发

大部分的人每天都会脱落50～100根头发（所以你家的浴室下水道总是那么难以清理）。

每根头发一年差不多能长二十多厘米（夏天人们的头发会长得更快一些，这是因为气候温暖可以增强皮肤和头顶的血液循环，使毛发细胞得到更多的营养）。

头发的颜色是由黑色素的量和类型决定的（头发里面有两种类型的黑色素，一种是深棕色或者黑色的真黑素，另一种则是红黄色的棕黑素。我们中国人的头发大多都是黑色或者深棕色，而欧美国家人们的头发则有金色、浅棕色等各种颜色。

无法根治的绝症

　　头皮屑不仅影响美观，还有可能引起脱发，像那种黏黏的、黄黄的油性块状头皮屑，多了的话就会堵住毛孔，使得头发慢慢脱落，最后让你变成一个油光闪闪的大光头。不过别担心，只有在很严重的情况下才会这样的。通常我们可以采用一些手段，来驱逐这些讨人厌的"雪花"。

　　治疗头皮屑的方法说难也不难——抑制真菌繁殖，调整油脂分泌，就是将头皮屑产生的两大条件摧毁。在人类和那些微生物漫长的斗争史上，多种化学制剂曾各领风骚一时：20世纪60年代被推崇的抗菌剂是有机锡、氯酚，到了80年代中期季铵盐类冒头，而近年来则被铜、锌有机盐取而代之，在洗发水广告中经常会听到的ZPT便属于这一家族。它的学名叫"吡啶硫酮锌"，这家伙其实并不像广告中吹嘘的那么神奇，只不过是个被派去和真菌搏杀的小喽啰。

　　不过话又说回来，头皮屑虽然很容易对付，但是却不容易根治，除非个人体质或生活环境发生改变。对付头皮屑只能花点心思在洗头发上——用一阵子特效洗发水，情况好转了换回普通洗发水，等头皮屑重新多起来以后再继续用特效的。

地铁一靠站，就有一个大个儿大汗淋漓地挤上了车。只见他腋下的衣服都已经湿透了，脸上和脖子上也都是汗，散发着一股令人不怎么愉快的、酸酸臭臭的汗味儿。周围人都不由自主地往边上让，搞得大个子尴尬不已。"你们一个一个干吗都表现得这么明显？天气热出汗多也不是我故意的啊……而且，我只不过是有一点汗味儿，你们要是碰到一个狐臭的家伙，那才叫刺激呢。"

体味
都是细菌惹的祸

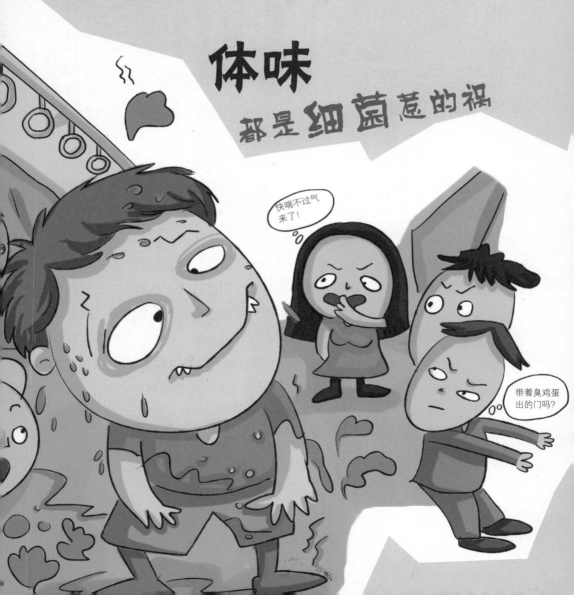

快喘不过气来了！

带着臭鸡蛋出的门吗？

什么？汗液的成分是尿素

细菌 + 油脂 ⇒ 脂肪酸

调节体温的汗液

其实我们本来是不臭的。

喜欢油腻的细菌

人的机体就如同一台精密的机械。天气热或是运动后，血液循环加快，体温升高，就自然会出汗，来给身体降温；天冷了，汗腺和毛孔收缩，就不再流汗，防止体温散失。即使没有大汗淋漓、浑身黏糊糊，正常人一昼夜也会在不知不觉中蒸发大概 600 ~ 700 毫升汗水，差不多有两罐可乐那么多。

我们的皮肤上遍布汗腺，共有 200 多万个。在腿上，每平方厘米的区域大约有 90 个汗腺分布；在手掌和脚心，每平方厘米大约有 400 个汗腺；指尖的汗腺更多。汗腺可以分为外分泌腺和内分泌腺两种，也有人称它们为大分泌腺和小分泌腺。外分泌腺的主要作用是帮助调节体温，它遍布我们的全身，在额头和后背等地方尤其密集；而内分泌腺则分布在手心、腋下、肚脐等地方。所以，当我们觉得热时，就会满头大汗；而当我们紧张、激动、兴奋的时候，手心就会黏糊糊、湿答答的。

那么汗水中到底有些什么呢？当然，大部分是水，此外还有一些盐分和很小一部分尿素。难道说平时我们出的汗都是尿吗？其实也不尽然，虽然说汗液和尿液的成分大致差不多，但是含量却不同，汗液中只有很少一点点尿素，大部分的尿素还是通过小便排出来的。事实上，不管是尿液还是汗水，刚刚离开人体的时候都是没有味道的，之所以会变得臭烘烘，罪魁祸首当然还是细菌。

哪里有细菌，哪里就有恶臭

汗液本身并不臭，但是如果汗腺分泌汗液的时候恰好还分泌了一点儿油，那就糟糕了——混合着少量油的汗液恰好是细菌们的最爱。细菌一边享受着这些汗液美食，一面产生出氨和脂肪酸之类的东西——现在你明白了吧，氨是臭的，脂肪酸是酸的。

如果你鼻子的位置刚好到别人的腋窝，那么夏天坐地铁可能会有一种比较"销魂"的感受。地铁里的人高高举起手臂抓着拉环，他们胳肢窝里散发出来的臭烘烘的汗味儿一定会让你呼吸不畅。为什么腋下总是比别的地方更臭一些？这是因为不是所有的汗腺都会分泌这种带油的汗液，帮助人体降温排热的"外分泌腺"就不会产生会发臭的汗液，而那些长在腋窝、肚脐周围，还有尿尿、便便地方的"内分泌腺"则没有这么厚道了，它们分泌的汗液很容易就被细菌搞得臭烘烘。

一般来说，小孩和老人都不太会有狐臭，因为小孩子的内分泌腺没有发育完全，而老人的内分泌腺已经开始衰退了。

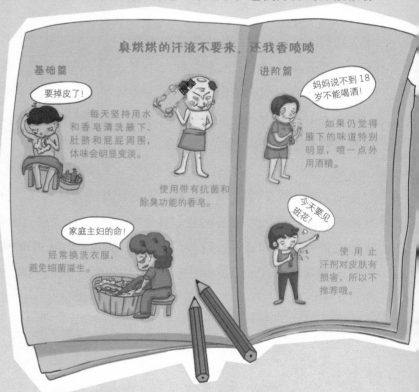

香水是为了"遮臭"才发明的

关于体味，一般来说，女性大于男性，白种人和黑种人大于黄种人。在历史上，将"体味"发挥到极致的，大概要算法国人了吧。

法国曾经是世界著名的惧水民族，那个时代的法国人认为水是对人体有害的东西，会通过皮肤渗入内脏，而热水能使毛孔张开导致污浊的空气及瘟疫乘虚而入，从而一命呜呼。1671年，法国出版的一部生活指导大全建议："用白布给孩子们擦拭脸和眼睛，这样不仅可以清除污垢，还能保持孩子们健康的肤色。洗澡，则会导致牙痛和黏膜炎并使脸色苍白。沾了水的身体，还会对冬天的寒风和夏天的阳光更为敏感。"

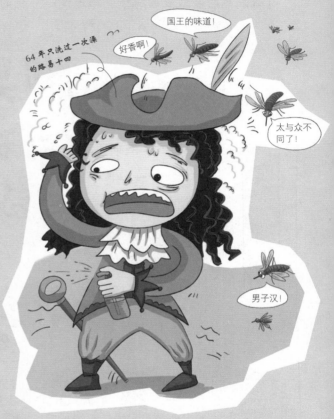

大家可能都知道风流倜傥、英明神武的法国国王路易十四，他从1647年到1711年的64年间居然才洗过一次澡，他身上的味道可想而知。因为恐惧洗澡，法国贵族开始迷恋法兰绒、香粉和香水的功效。只可惜，再名贵神奇的香水，也无法掩盖积累了64年汹涌而来的体味。

周末请朋友到家里玩，一踏进门口，我就把鞋子甩到一边，穿着袜子噔噔噔地跑进去。可是……等等！有股什么味道？臭烘烘的，带点儿汗味，又有着浓烈的臭咸鱼的味道，难道是……我的脚？不要啊，明明每天都洗脚，怎么又有味道了呢？这下我可糗大了！

脚臭

你的脚为什么会变成臭咸鱼

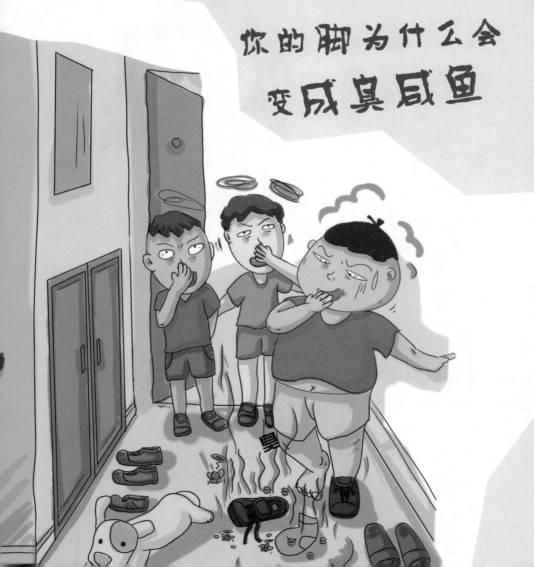

"臭咸鱼脚"从何而来？
又见细菌

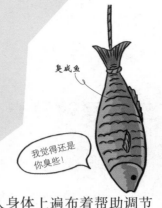

臭咸鱼

我觉得还是你臭些

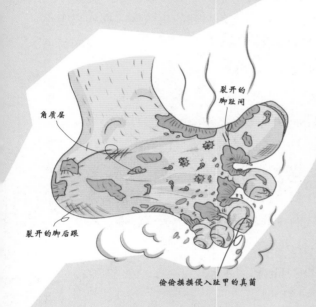

角质层

裂开的脚趾间

裂开的脚后跟

偷偷摸摸侵入趾甲的真菌

人身体上遍布着帮助调节体温的汗腺，而手掌、脚掌和额头汗腺分布得最为密集，所以，当我们觉得热的时候，这些地方最容易出汗。额头和手掌上的汗液很容易就蒸发掉了，但是脚掌却不一样。汗液本来以为把袜子浸润透了就可以和外面的空气拥抱，却没想到还有鞋子的层层阻隔。于是它们只能闷在里面，把鞋子搞得湿乎乎、热烘烘的。你觉得很难受，可是细菌们却高兴坏了。在细菌看来，你脚上那些沾着汗水又热乎乎软塌塌的老旧角质层无疑是饕餮盛宴，它们放开肚子拼命地吃，拼命地分裂繁殖……结果，你就拥有了一双一脱鞋就能把人熏一个跟头的"咸鱼臭脚"。什么？你说为什么会变成这样？还记得前面说的"哪里有细菌，哪里就有恶臭"吗？

臭脚的可恶之处远不止此，如果你的脚很臭，那么你很容易就会被人误会。他们可能会说："喂，离那个有脚气的人远点儿！""脚气会传染啊，大家小心一点儿！"这可真是十分冤枉，因为脚臭和脚气是有区别的，简单地说，脚臭不一定是有脚气，但是有脚气的人多半脚很臭。

细菌导致脚臭，真菌引起脚气

脚气的学名叫作"足癣"，得上脚气一定会让你痛苦不堪。不过可不能把这笔账也算到细菌的头上，脚气是一种由真菌引起的皮肤病。那些祸害你纤纤玉足的真菌会让你的皮肤进入疯狂状态，为了反抗它们，皮肤会变得像鳄鱼皮那样多鳞，并且长出许多充满液体的小泡。

真菌和细菌不一样，真菌是一种真核生物，种类和数量也非常多，说起来，人类几乎就生活在真菌的汪洋大海之中。大部分真菌对人都没什么害处，不过也有一小部分会让你烦恼不堪，比如引起脚气的真菌。这些小坏蛋们通常在潮湿和不卫生的环境下滋生，又喜欢温暖的地方——咦，是不是好熟悉的场景？对啦，那就是你塞在鞋子里的沾满了汗液和细菌的脚嘛。一旦不小心被脚气缠上，那块长有脚气的皮肤就会成为真菌的驻扎地，为真菌提供"食物"和"住处"。而真菌当然不会客气，它们把我们的双脚作为大本营，对身体的其他部位发起攻击，最容易受害的也就是我们的手指甲和脚趾甲了。如果指（趾）甲被真菌感染，就会变得厚厚的、黄黄的，也就是所谓的"灰指（趾）甲"，十分难看。

闷在鞋里的脚

灰趾甲

脚上的细菌

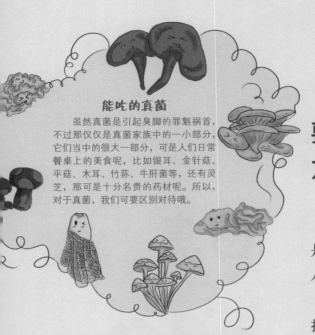

能吃的真菌

虽然真菌是引起臭脚的罪魁祸首，不过那仅仅是真菌家族中的一小部分，它们当中的很大一部分，可是人们日常餐桌上的美食呢，比如银耳、金针菇、平菇、木耳、竹荪、牛肝菌等，还有灵芝，那可是十分名贵的药材呢。所以，对于真菌，我们可要区别对待哦。

要"解决"脚臭，方法很重要

只要没有脚气，区区脚臭还是很容易对付的。请记住下面这八个大字：保持清洁、抑制细菌。

具体来说就是，每天都要坚持洗脚。洗完澡后要把脚擦干净，不要湿乎乎地塞进鞋子里。还可以扑一些爽身粉，这样可以帮助吸走多余的湿气。在湿热的夏天，不仅袜子要天天换，还要尽量选择透气的棉袜。鞋子也要做好预防工作，不仅要选择透气好的鞋，还要多准备一两双替换。穿过之后的鞋子要放在阴凉通风处，让鞋子有时间干燥。有太阳的时候还要让鞋子晒晒太阳，这样可以杀死潜伏在鞋子里等待"汗脚"盛宴的细菌。

网上流传着一些奇怪的方法，比如定期泡盐水、泡醋或者在烈日下的沙滩、健康步道赤脚行走等，号称这样就能杀死细菌，解除脚臭困扰。但事实上，泡醋或泡盐水的效果并没有那么好，还有可能刺激皮肤产生反效果；赤脚踩沙滩、走步道更是无法解决脚臭问题，反而可能会让皮肤受伤或发炎。所以，那些稀奇古怪的方法千万不要乱试哦！

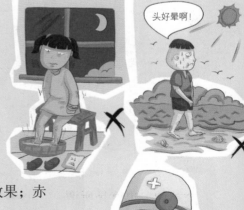

头好晕啊！

这不科学！

周末睡个懒觉实在是人生最高的享受，伸着懒腰走出卧室，正打算穿过起居室去刷牙，却看见妹妹在沙发上玩着什么。我刚凑过去，妹妹就警觉地一边嚷着："还没刷牙不许过来！"可恶，我的口气真的有这么令人讨厌吗？不甘心地用手捂住嘴和鼻子哈了一口气……真的是一股令人非常不愉快的味道。

口臭

一觉醒来
口吐恶臭

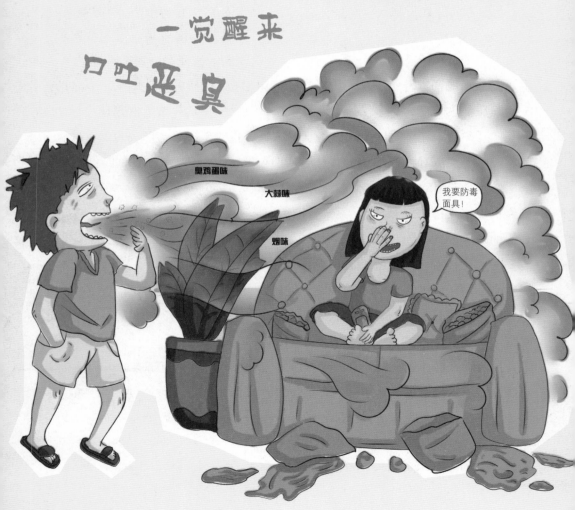

一张脏嘴就是一张臭嘴

一般来说人们不太会注意到自己的嘴巴正在散发阵阵臭气，但你身边的朋友却苦不堪言，他们一边听你说话一边忍受着臭味，表情尴尬却不好意思开口指责："喂！你的嘴太臭了！"直到有一天，你终于在起床后的一个哈欠中闻到了自己无法忍受的恶臭。

我们的嘴里生活着300多种微生物，这些小东西专门分解口腔里的食物残渣，并且释放出一些不怎么好闻的物质，这些物质就是口臭的根源。还记得之前提到过的吗？有细菌的地方就有恶臭。如果不注意口腔卫生，那么你的嘴就会成为细菌的乐园，除了会散发阵阵令人作呕的恶臭之外，牙菌斑、蛀牙、牙周炎之类的口腔疾病也都会接踵而来。这些口腔疾病会使你嘴里的环境进一步恶化，于是嘴就变得更臭了。

由口腔疾病引起的口臭通常在早上刚起床的时候比较明显，不光是因为起床后你会刷牙漱口祛除臭味，还因为白天嘴里的口水分泌比较多，口水里含有很多可以帮助杀灭细菌的化学成分，就好像给牙齿沐浴一样，能够抑制细菌的活动。但是到了晚上就不一样了，晚上口水分泌比较少，细菌就开始活跃起来，而且还会疯狂增长，结果就是让你在第二天早上起来的时候把自己熏一个跟头。

老年人的唾液腺功能降低，也会使得口水分泌不足造成口臭，这就是所谓的"老人臭"。

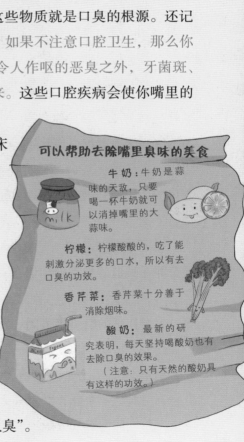

可以帮助去除嘴里臭味的美食

牛奶：牛奶是蒜味的天敌，只要喝一杯牛奶就可以消掉嘴里的大蒜味。

柠檬：柠檬酸酸的，吃了能刺激分泌更多的口水，所以有去口臭的功效。

香芹菜：香芹菜十分善于消除烟味。

酸奶：最新的研究表明，每天坚持喝酸奶也有去除口臭的效果。

（注意：只有天然的酸奶具有这样的功效）

造成臭嘴的种种原因

总的来说，下面这些原因都可能让你的嘴变成臭味源，一说话就把别人熏跑。

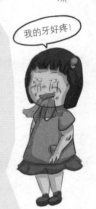

吃了会让嘴巴变臭的食物。如果吃了大蒜、葱、韭菜等东西后，嘴里的味道可能就不那么宜人了，不过这倒不是什么大不了的事情，就算放着不管，过一会儿臭味也会自行消除。

长了蛀牙却不去治疗。拖着蛀牙不去治疗不仅会让你"小洞不补、大洞吃苦"，还会让你嘴里的味道也一起变得难闻。这是因为在蛀牙的洞内会积存食物残渣，刷牙也难以刷去，结果就是细菌丛生，让你获得一张臭嘴。这种口臭只要拿出勇气去治好蛀牙，就可以消除了。

得了牙龈炎或者牙周炎。得了牙龈炎或牙周炎后，由于会化脓，所以口腔内的唾液里也会混有脓液，于是你就有一张臭嘴了。

患了呼吸道炎症。鼻窦炎、鼻炎、咽炎、扁桃体炎、气管炎等呼吸道的炎症会让你有一张臭嘴。

得了消化道疾病。食管炎、胃炎、胃溃疡、便秘等，也会让你的嘴臭不可闻。

此外，一些严重的全身性疾病也会引起口臭，比如糖尿病病人嘴里会有一股烂苹果味，肝脏病人嘴里会有一股尿味，急性风湿热病人嘴里有甜酸味等。

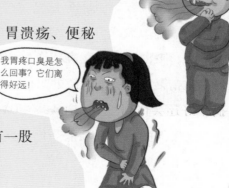

学会正确的刷牙方法才有可能告别臭嘴

细菌果然是无处不在，虽然你以为自己的嘴巴里一定很干净，实际上仍存在大量的细菌。放任不管的话，结果只有一个字那就是"臭"。要想让嘴巴保持干净清爽，除了定期让医生检查之外，日常的护理更加重要。刷牙是最简单也最有效的保持口腔清洁的方式，可不要小看它哦，如果刷牙的方法不正确，那么不仅起不到清洁的作用，还会损伤牙齿和牙龈。

正确的刷牙方法是这样的：让牙刷的刷毛和牙齿呈45度和牙龈轻轻接触，再向牙冠方向转动牙刷，不用很大力也不要太快，就这样重复8～10次，慢慢地把所有的牙齿都刷遍。然后再将牙刷放在牙齿咬合的那一面上，前后仔细刷干净。

如果能够认认真真按照上面的方法刷一次牙，那么至少需要3分钟。如果刷牙时间太短又匆匆忙忙的，肯定会有没刷到的地方，这样细菌就容易乘虚而入；如果只是单纯延长刷牙时间而不注意刷牙方法，不仅不能好好地清洁口腔，搞不好还会伤到牙龈。

洗刷刷，洗刷刷！

刚刚从球场踢完足球回来，满头大汗，马上冲进洗手间，先洗个热水澡吧。一边享受着酣畅淋漓的淋浴，一边哼着"我爱洗澡，皮肤好好"。抹完香皂，心血来潮地想，要不搓一搓吧，上次搓澡好像是半个月前的事情了。说干就干，拿起搓澡巾在身上左搓搓、右搓搓，天哪，居然搓出了好多黑乎乎的泥条儿，太恶心了。呜呜呜，才半个月没搓澡，身体居然就这么脏了？可是我天天都会冲澡的啊！那些黑乎乎的泥条儿，是从哪儿来的呢？

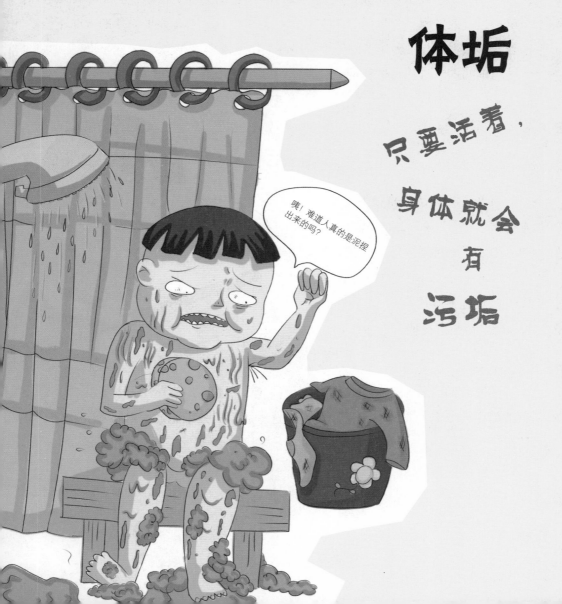

体垢

只要活着，身体就会有污垢

身上的污垢和头皮屑是"亲戚"

小时候我们可能都听过这样的神话故事：女娲娘娘用水、黄泥和成黄泥团儿，然后，捏成了小泥人，放到太阳底下晒干了；再用小被子包7天，泥人就活了，成了小孩儿。所以，我们只要使劲儿搓搓身体，保管能搓出来小泥球儿。虽然我们不是黄泥做的，不过，我们身上的泥球儿，倒确实是自己皮肤上掉下来的碎屑组成的。

每天，我们身上要脱落差不多100亿片死去的皮肤碎屑，就拿我们的手臂来说吧，仅仅一个指甲盖那么大小的表皮，每小时大约要脱落1300个角质层死细胞。这些死细胞就是你身上污垢的"原料"。还记得前面介绍过的头皮屑么，污垢的"主要成分"和头皮屑一样，也是完成了使命之后死掉的细胞们。

只要我们活着，死细胞就会不停地产生，因为表皮细胞一直都在生生不息地新生、变老、死掉。不过别担心，这些脱落的死细胞通常都很小。正常情况下，虽然它们无时无刻不在伴随着你的动作掉落，但是你却很难看得到它们，除非你太久没有洗澡。

爱玩泥巴的女娲娘娘

我们的祖先

因为我们是用泥做的！

为什么我们身上有泥球？

泥条儿从哪里来

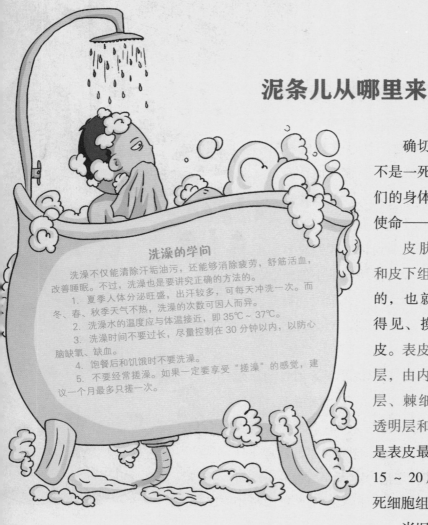

洗澡的学问

洗澡不仅能清除汗垢油污，还能够消除疲劳，舒筋活血，改善睡眠。不过，洗澡也是要讲究正确的方法的。

1. 夏季人体分泌旺盛，出汗较多，可每天冲洗一次。而冬、春、秋季天气不热，洗澡的次数可因人而异。

2. 洗澡水的温度应与体温接近，即 35℃ ~ 37℃。

3. 洗澡时间不要过长，尽量控制在 30 分钟以内，以防心脑缺氧、缺血。

4. 饱餐后和饥饿时不要洗澡。

5. 不要经常搓澡。如果一定要享受"搓澡"的感觉，建议一个月最多只搓一次。

确切地说，皮肤细胞不是一死掉就马上离开我们的身体，它们还有新的使命——组成角质层。

皮肤由表皮、真皮和皮下组织组成。最外层的，也就是我们平时看得见、摸得着的就是表皮。表皮层又可以分为五层，由内向外依次是基底层、棘细胞层、颗粒层、透明层和角质层。角质层是表皮最外层的部分，由 15 ~ 20 层没有细胞核的死细胞组成。

当旧的角质层细胞脱落时，底下位于基底层的细胞会被推上来，形成新的角质层。那些脱落的角质层混入皮肤分泌出来的油、空气中的灰尘、汗水等就成了污垢，看上去黑乎乎的，好像泥条儿一样。大家都知道济公吧，据说济公身上的污垢是治病的良药。想象一下那个由污垢搓成的乌黑油亮的丸药吧，与其说是"治病良药"，倒不如说是"优质催吐剂"。

黑白泥条儿和真假污垢

如果你认认真真地搓个澡就会发现，刚开始会出现很多黑黑的污垢，后来就只能搓出白白的泥条。事实上，只有那些黑色的污垢才是真正的污垢，白色泥条则是那些本来在你的皮肤上待得好好的，结果却被强行搓下来的角质层。

可能你会觉得，反正角质层就是死掉的细胞组成的，搓掉也没有关系。这可真是大错特错。组成角质层的死细胞通常又韧又强，再加上它们外面还覆有一层皮脂，所以可以很好地保护我们，既防止皮肤里的水分过度蒸发，又能保证细菌等异物不会侵入体内。成人通过皮肤而丢失的水分每天约有 240 ~ 480 毫升，但如果将角质层去掉，水分的丧失将增加 10 倍以上。如果经常使劲儿搓澡，强行伤害角质层，那就会加速皮肤老化，甚至会引起皮肤瘙痒，还会让病菌和有害射线乘虚而入，时间长了，皮肤反而真的会变得粗糙干硬。

所以，想要拥有漂亮的皮肤，一定要好好保护角质层。搓澡不要太用力，而且用你的手搓洗就行了，最好不要用那些粗糙的搓澡巾。

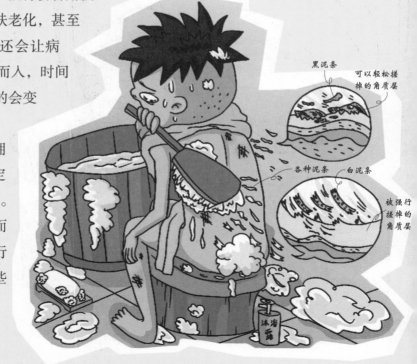

黑泥条

可以轻松搓掉的角质层

各种泥条　白泥条

被强行搓掉的角质层

青春痘

年轻本来很美好，可是有了青春痘……

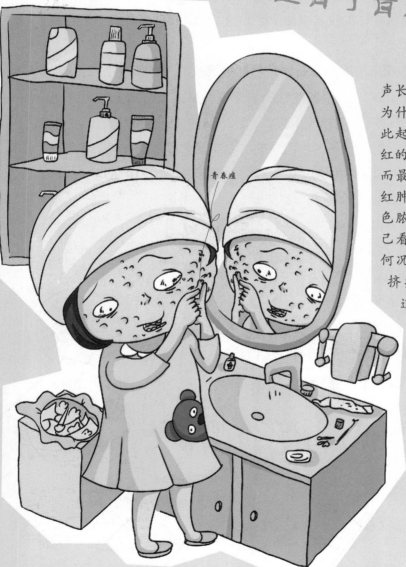

青春痘

"唉……"伴随着一声长叹，我放下了镜子。为什么脸上会有那么多此起彼伏的痘痘呢？红红的痘痘已经让人心烦，而最可恶的是那些不仅红肿，中间还有一个黄色脓点的痘痘。就连自己看着都觉得恶心，又何况别人呢？虽然知道挤痘痘不好，可是难道就让它这么堂而皇之地存在下去么？

我不服气地用两根手指对准那颗黄黄的大痘痘，奋力一挤。只听得"哧"的一声，一大摊黄色的脓夹杂着血水被挤了出来，留下一个深深的洞……

成也皮脂败也皮脂

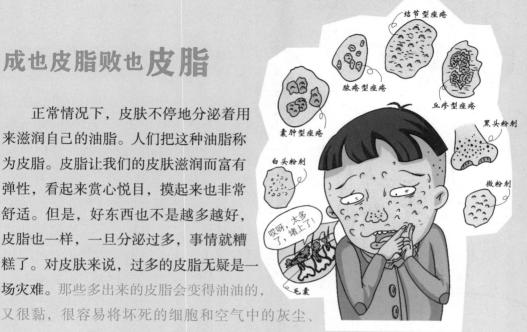

正常情况下，皮肤不停地分泌着用来滋润自己的油脂。人们把这种油脂称为皮脂。皮脂让我们的皮肤滋润而富有弹性，看起来赏心悦目，摸起来也非常舒适。但是，好东西也不是越多越好，皮脂也一样，一旦分泌过多，事情就糟糕了。对皮肤来说，过多的皮脂无疑是一场灾难。那些多出来的皮脂会变得油油的，又很黏，很容易将坏死的细胞和空气中的灰尘、细菌黏在一起，最终把皮脂腺和毛囊的连接处堵住。这样一来，正常脱落的皮肤死细胞就出不去了，小毛囊只能想尽办法给它们腾地方，于是你就有了一颗痘痘。

随着堵塞毛孔的皮脂和死细胞越来越多，最终它们将穿透皮肤，变得黑乎乎的。于是，你的脸上就多了一个"黑头"；即使它们没有穿透皮肤，也会形成"白头"。这还算是好的呢，如果不幸遇上粉刺菌的话，情况会更加恶化。细菌会让你的痘痘又红又肿，还会覆盖上一层又白又黄的脓，让你"没脸见人"。

成长的烦恼，战"痘"的青春

青春期刚刚开始的时候，就是痘痘活动最为猖獗的时候，还真是十分不合时宜。明明是花季一般的年龄，却要遭受痘痘的困扰，弄得脸上坑坑洼洼

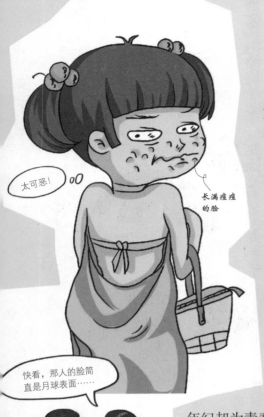

太可恶！

长满痘痘的脸

快看，那人的脸简直是月球表面……

好像蚯蚓翻过的土地一样。这究竟是为什么呢？

这就是"成长的烦恼"吧。青春期是我们逐步从孩子长成大人的过渡时期，在这期间，不仅小汗腺的发育会让我们成为"有味道"的男人或女人，皮脂腺也跟着一起凑热闹，它分泌大量的皮脂，把你的脸搞得油光可鉴，这么一来，痘痘也就开始此起彼伏啦。不过，别以为过了青春期痘痘一定会无影无踪，很多成人也会满脸痘痘。比如有的人天生脂腺分泌旺盛，有的人用的化妆品残渣会堵住毛孔……一大把年纪却为青春痘苦恼的人也大有人在。

长痘痘可不是脸的特权，肩膀、胸部、后背甚至屁股上都可能会长出痘痘，但脸的确是痘痘的主要活动区域。这是因为，脸上的皮脂腺分布最为密集，此外，我们的脸经常露在外面，风吹日晒，也更容易遭受细菌的侵袭。

对付痘痘不能简单粗暴

明明知道不可以，但是只要面对镜子，仍然会有一股无法遏制的冲动想要去按、推、挤那些痘痘。挤出痘痘那一瞬间的成就感，常常会让人忘记这么做的后果。

医生总是会郑重告诫："千万不能用手去挤痘痘。"挤痘痘不仅会让皮肤变得越来越糟糕，还有可能加重细菌感染，让痘痘们更为猖獗。更可怕的是，我们脸上还有一个"危险三角区"，就是从鼻根到两个嘴角的区域。这个部位血管丰富，口腔、鼻、咽喉、眼等的感染都可以扩展到这里；这里还有不少血管通向大脑，它们一旦损伤或感染，可以把细菌及其毒素传到大脑，后果不堪设想。

所以，对付痘痘还是用温柔一点儿的办法比较好，比如日常洗脸，保持脸上皮肤干净清洁，不用手触摸脸颊或者托着下巴，不要用长长的头发挡着长痘痘的部位等。如果一定要抹药，那就先去医院检查一番，不能随随便便乱涂。

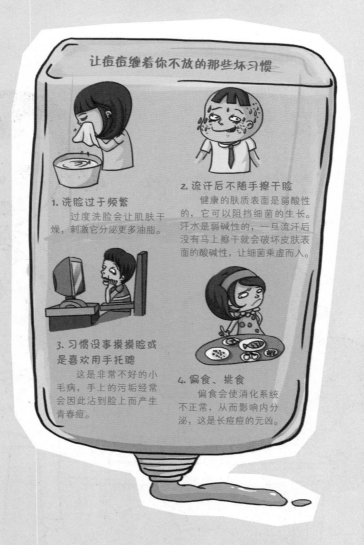

让痘痘缠着你不放的那些坏习惯

1. 洗脸过于频繁
过度洗脸会让肌肤干燥，刺激它分泌更多油脂。

2. 流汗后不随手擦干脸
健康的肤质表面是弱酸性的，它可以阻挡细菌的生长。汗水是弱碱性的，一旦流汗后没有马上擦干就会破坏皮肤表面的酸碱性，让细菌乘虚而入。

3. 习惯没事摸摸脸或是喜欢用手托腮
这是非常不好的小毛病，手上的污垢经常会因此沾到脸上而产生青春痘。

4. 偏食、挑食
偏食会使消化系统不正常，从而影响内分泌，这是长痘痘的元凶。

唉？怎么觉得脖子这里痒痒的，摸出小镜子照照，有点儿发红，是出汗太多的缘故吗？我赶紧用手帕擦擦，没想到发红的部位颜色越来越深，不仅痒，隐约还有点儿疼……可恶，这是怎么回事啊！

皮疹
让你的皮肤
变得一团糟

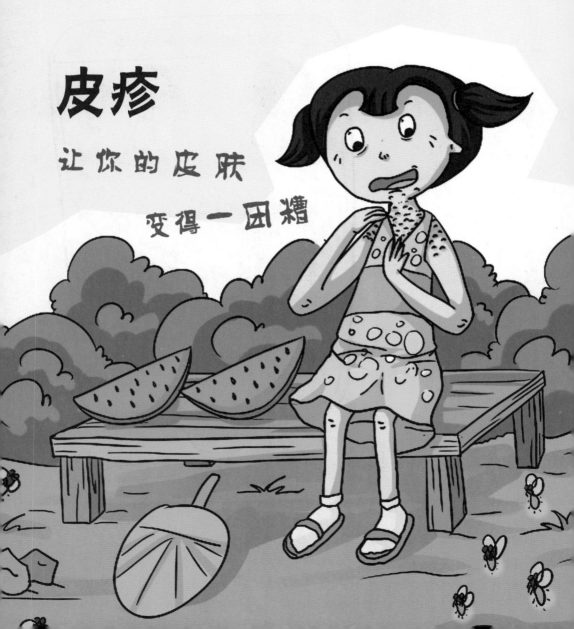

皮疹——皮肤生病了

　　人身体上最大的器官是什么？头？胃？错了，人身体上最大的器官是我们最容易忽视的皮肤。皮肤就好像是身体的保护壳，保护身体内部不受伤害，它既能抵御寒冷，又能帮助散热，它无时无刻不在辛勤地工作着，使我们身体内部的精密组织免受外界恶劣环境的影响。

　　皮疹就是皮肤生病的表现形式。有的皮疹只是看起来有些发红或发白；有的则要严重一些，不仅颜色变了，摸起来也有凹凸不平的感觉，好像是皮肤上长了一座座丘陵；还有的皮疹是一个一个饱满发亮的小水泡，里面装满了液体，甚至还有脓。

我是人体最大的器官，如果我生病了，可不好受哟！

　　当皮肤接触到一些它们不喜欢的东西时，就有可能长出皮疹，比如空气里的细菌、粉尘等，这个时候的疹子通常被称为皮炎；某些食物和药物也会让皮肤疯狂地做出过敏反应，也就是人们通常说的麻疹。这个时候身体会派出白细胞这个"卫士"进行防御，为了让它们迅速到达目的地，人体还会释放另外一种物质使皮肤浅层毛细血管扩张，而可以看得见的结果就是，你的皮肤变得又红又肿了。

又痛又痒的痱子

　　夏日炎炎汗淋淋，这个时候本来已经很烦躁了，结果还起了又痒又痛的痱子，好痛苦。为什么天热会长痱子呢？归根到底，还是出汗太多的缘故。原来，夏天气温高、温度大，我们很容易出汗，且排出的汗液不容易

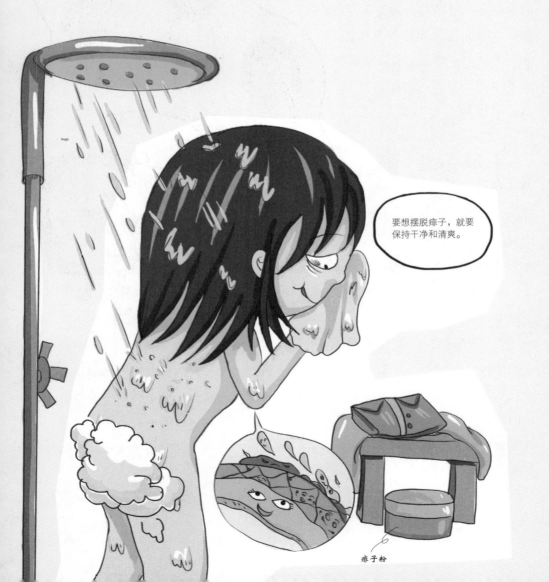

要想摆脱痱子，就要保持干净和清爽。

痱子粉

蒸发，于是就会留在皮肤表面。长期被汗浸润，汗腺导管容易变窄成阻塞。汗水流不出去就会在汗管内堆积，引发炎症，你也就起痱子了。

痱子刚刚发生的时候，只是皮肤发红，然后就会出现针头大小的小水疱、红色丘疹或丘疱疹，密集成片。生了痱子后发痒、疼痛，有时还会有一阵阵热辣的灼痛感，让人十分难受。

一般来说，痱子最容易长在小孩子的身上，但有些皮肤娇嫩、肥胖多汗或体质虚弱的成年人也会长痱子。除了脚底、手掌等皮肤较厚的部分外，全身各个部位都有可能生痱子，让你痛痒难当。预防发生痱子，主要是注意皮肤卫生和保持皮肤干燥。容易生痱子的人，在夏天要经常洗澡，而且洗完澡要擦干，最好是涂上一点儿爽身粉或痱子粉。

天花——曾经的斑点恶魔

有一些病毒引发的疾病也会让你的皮肤变得一团糟，比如天花，一种由天花病毒引起的急性传染病。患有天花的人，皮肤上会长出一个个充满液体的小水疱，里面装满了病毒；即使病好了，身上也有可能留下永久的斑点，甚至还会失明或残疾。仅在20世纪，这种疾病杀死了上亿的人。

人刚刚感染天花病毒时没有任何症状，通常在7～11天开始出现高烧、头疼、肌肉痛并呕吐。随后出现斑丘疹，逐渐变为水疱、脓疱，然后脓疱结痂，脱痂后留下瘢痕。不过，幸运的是，疫苗接种已经使天花的威风彻底成了过去式。人们给每个新生儿都接种疫苗，好让天花无法靠近。

我有个毛病，喜欢把结痂的地方撕开，然后看着它流血，然后止血，然后又结痂，反复进行，直到最后忘了去抠。时日不多，一个黄豆大小的突起出现了。它表面毛毛糙糙的，颜色也是灰黄的，不痛不痒，但可怕的是，随着时间的推移，这个东西渐渐长大了，周围还长出了两个新的。去医院检查，医生说，这个东西叫瘊子，是病毒感染引起的……

瘊子

不痛不痒 的 皮肤 "累赘"

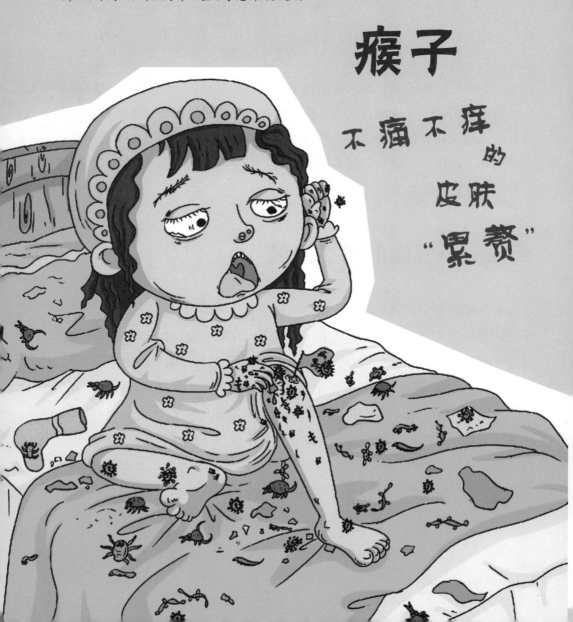

只"祸害"人类的病毒

瘊子，医学上叫"疣"，是皮肤科常见的疾病。疣是由上皮细胞不受控制地增长造成的，那一小块皮肤会变得粗糙，并长出像乳头一样硬硬的疙瘩，疙瘩表面像菜花一样凹凸不平，脏兮兮的，呈灰黄色，看起来十分恶心。

听到"不受控制的增长"往往会让人想起另一个可怕的东西——癌细胞。不过相比之下，疣比癌症好多了。疣是由一种叫"人类乳头瘤病毒（HPV）"引起的。人类乳头瘤病毒属于DNA病毒。这种病毒有一个特性，就是每种病毒只能感染一种动物或是人。也就是说，人类乳头瘤病毒只"祸害"人类。

将人类乳头瘤病毒"解剖"开来会发现，它由蛋白衣壳这层外衣和被包裹着的核心构成。衣壳的"原料"主要是衣壳蛋白和次要衣壳蛋白；褪掉这层衣壳，其核心就是能引起人类疾病的真身，容易感染人类表皮和黏膜鳞状上皮。

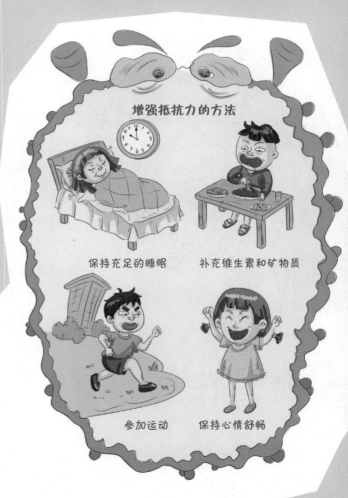

增强抵抗力的方法

保持充足的睡眠　　　补充维生素和矿物质

参加运动　　　保持心情舒畅

难以根治的扁平疣

人类乳头瘤病毒有 100 多种，不同种类会引起不同的疾病。比如常常被误诊为鸡眼的跖疣。扁平疣是另一种由人类乳头瘤病毒引起的皮肤病，刚开始的时候，它可能会长在面部、手背、前臂等皮肤裸露的部位，一般为正常肤色或者浅褐色的扁平状丘疹，疣体表面光滑、分明。

刚开始长扁平疣的人可能会觉得长了这个非常难看，就想把它挠破，以为结痂后就可以康复。但现实却是残酷的，抠破它不仅不能治疗扁平疣，反而会让病毒感染身体其他部位，造成大范围爆发。

如果不幸长出令人烦心的扁平疣，那事情可就不妙了。人类乳头瘤病毒目前尚无特效预防方法，虽然可以通过切除那些带病毒的细胞，或者用冷冻、激光等方法治疗，但这些方式容易给肌肤造成永久性疤痕。

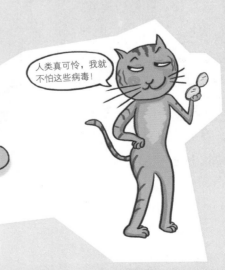

人类真可怜，我就不怕这些病毒！

病毒，
既是生物又不
是真正的生物

疣之所以那么难治疗，是因为对于病毒感染，人类一直就没有好的对策。病毒是一类个体微小、结构简单，但是专门寄生在细胞里的微生物。通常，病毒只有细菌的几百分之一甚至上千分之一大小。病毒能够繁殖，却只能在它所寄生的细胞里面，也就是说，它只能待在细胞里，破坏细胞，让细胞违反常态，然后制造出新的病毒。病毒既是生物，又不是真正的生物，是一种很奇妙的东西。

自从 19 世纪末病毒被人类发现以来，人们已经分离、鉴定出 4000 多种病毒，并且给病毒做了简单分类，比如感染动物的叫作动物病毒，感染植物的叫作植物病毒，感染微生物的叫作微生物病毒，其中感染细菌的病毒叫作噬菌体。但是，到目前为止，人类仍然没有发明出任何可以完全杀灭病毒的药物。

幸好我们还有疫苗。还记得前面提到过的"斑点恶魔"吗，那就是败在疫苗手里的病毒之一。在科学家的不懈努力下，HPV 的疫苗也已经研发成功。

小朋友，别怕哦，疼一下是有好处的！

HPV 疫苗

美食当头却不能吃是不是人生一大折磨？我可不是赶潮流、学时尚、要减肥，而是嘴里烂了一个圆圆的白色的洞，周围一圈还又红又肿。虽然这个洞只有筷子尖那么大，但是却让我寝食难安，喝口水都疼得龇牙咧嘴。

溃疡

黏膜上的

洞

让你

苦不堪言

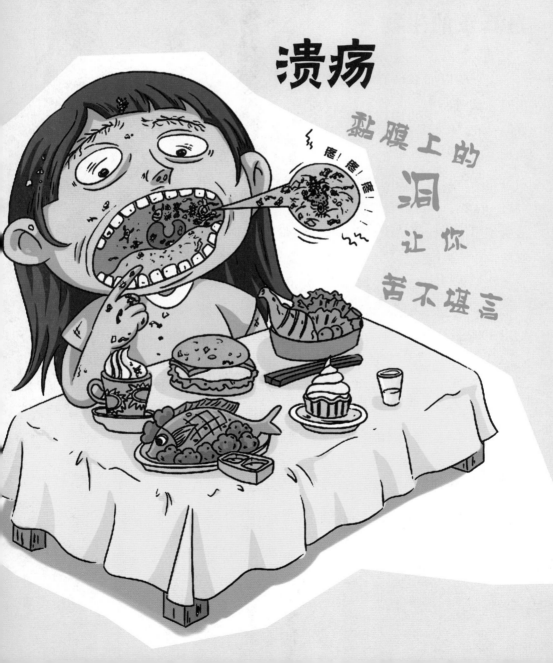

痛！痛！痛！

嘴里的黏膜破了个洞

　　口腔有许多功能，是咀嚼食物的地方，能够协助品尝味道和发音，同时还能对抗许多有害细菌。口腔内覆盖着一层黏膜，这层黏膜由上皮层和结缔组织固有层构成，湿润光滑，呈粉红色。口腔黏膜的最大功能就是帮我们防御外来的创伤刺激，还有生物、微生物、病毒的侵袭。

　　口腔溃疡，其实就是口腔黏膜"破了个洞"，俗称"烂嘴巴"。口腔溃疡是口腔里的黏膜因为某种原因缺损或凹陷引起的，通常都不会很大，可深可浅，形态各异。照镜子的话，就可以看见口腔溃疡是一些淡黄色或白色的斑点，边缘是红色的，有时还会有点儿肿。

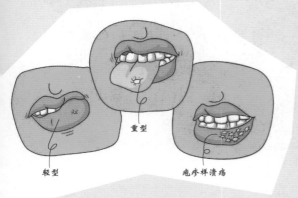

轻型　　重型　　疱疹样溃疡

　　得了口腔溃疡之后，好吃的不能吃，好喝的不能喝，好话也不能多讲，一碰到伤口就疼痛不堪。有人张嘴困难，有人还会伴随口干现象，令人坐卧不宁，寝食难安，实在是"苦不堪言"。溃疡通常会持续3到10天，严重时可达两个星期左右，好在好了之后不会留下疤痕。

反反复复，一茬又一茬

口腔溃疡在日常生活中比较常见，几乎每个人都得过。但至今科学家也不能完全确定它发病的原因。

一般来说，口腔溃疡不是什么大病，忍耐一下，很快就会好起来。不过有一些人很不走运，一年会烂上几次嘴巴，甚至一个月就有几次中招。最惨的恐怕就是新旧溃疡交替出现，这个洞没好，那个洞又来，反反复复。遗憾的是，目前为止，还没有什么特别有效的方法来对付这种复发性的口腔溃疡，唯一能做的只是注意口腔卫生，保持心情舒畅，调节饮食并加强锻炼身体。

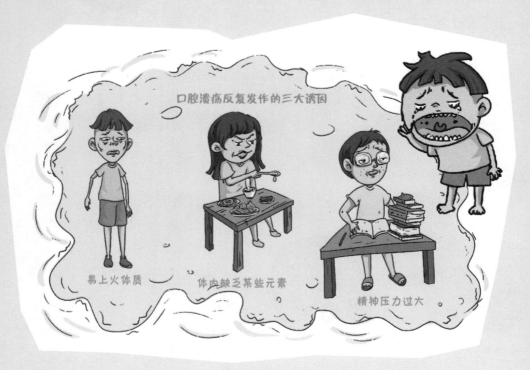

胃溃疡——自己消化自己

溃疡不是口腔的专利，你的胃有时候也会在胃壁上搞出个小洞。这也就是我们常说的胃溃疡。

大家都知道，胃液是一种透明的液体，由胃里面的特殊细胞分泌，是帮助我们消化食物的"功臣"。经过胃酸的浸泡，食物会变得黏稠而稀烂，完全看不出原来的形态。在这个过程中，胃液不仅帮助我们分解了食物中的蛋白质，还把大多数随着食物一起吞咽下来的细菌杀死。

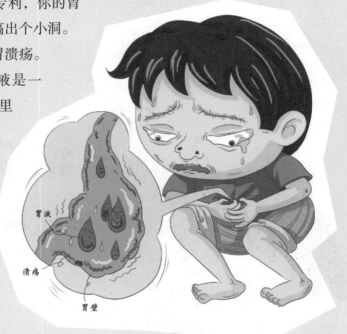

胃液

溃疡

胃壁

胃液的酸性很强，如果将它弄到衣服上，很快会将衣服烧出一个洞，可是我们的胃却安然无恙，这是因为胃的内壁有一层厚厚的像果冻一样的黏液。这是一道由8亿个细胞挤在一起形成的防护墙，可以挡住任何想越界的胃酸。

如果因为某种原因，使得胃酸越过保护层，把胃壁消化掉一小点儿，那么，胃的内壁上就有了个小洞，于是你就得了胃溃疡。虽然都是"黏膜上的小洞"，名字也都叫"溃疡"，但实际上，胃溃疡和口腔溃疡还是大不一样的，它们之间唯一的共同点大概就是一个字——疼。

"痒啊，痒，好痒。"虽然老妈屡次强调，千万别用手抠，但我还是忍不住伸过手去。几天前不小心摔了一跤，膝盖蹭破好大一块，现在，伤口好了，结了痂。这痂深红色带点褐色，厚厚的、硬硬的，摸上去很粗糙。但不知为什么，结痂的地方特别痒，让我总是不顾老妈的禁令，用手去抠它。左抠抠，右抠抠，痂终于被我成功揭掉了，哈哈，痂下面的肉粉粉的，特别嫩，啊！怎么回事，又渗血了！

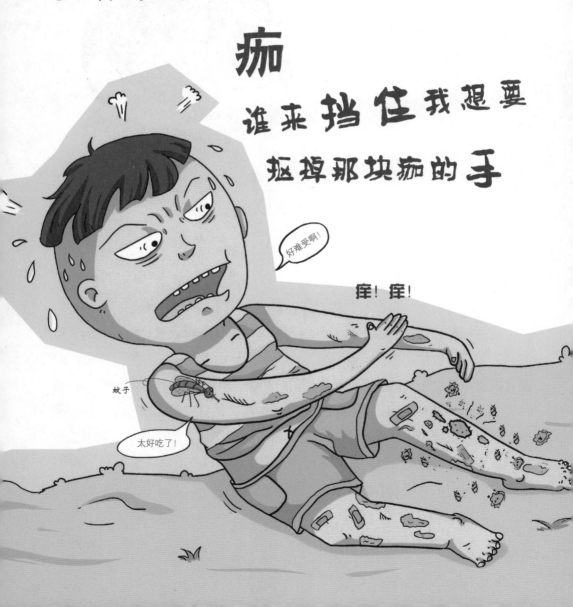

痂
谁来挡住我想要
抠掉那块痂的手

好难受啊！

痒！痒！

蚊子

太好吃了！

虽然难看但很管用的"盖子"

痂到底是怎么形成的呢？

如果你身上不小心搞出了一个小伤口，而且还出血了，那么很快你就会拥有一块硬硬的、深褐色的痂。在伤口出血的时候，人体就已经开始释放出化学组织，吸引圆盘状的血小板聚集过来，然后大量的血小板前仆后继地被堆到破裂的血管壁上，堵住伤口。与此同时，血液中的血纤维蛋白也开始转变成黏稠的纤维网，黏住红细胞，形成凝块。凝块越积越大就结成了痂。

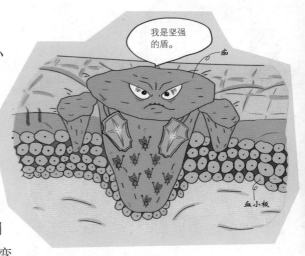

痂有什么作用呢？就是为了提醒我，这里有伤口？事情可没有这么简单，痂可是非常管用的伤口"盖子"。其貌不扬的痂能够保护伤口不受到细菌感染，在痂的保护之下，新的皮肤可以安全地、不受干扰地生长，神经细胞也会慢慢被修复。如果没有痂，伤口总是裸露在外，很容易继续受到伤害。

管住你的手，不要去抠痂

结痂的过程并不好受。一方面，为了愈合伤口，身体纤维细胞会大量制造胶原；另一方面，一些细菌可能已经入侵伤口，便需要更多的白细胞和巨噬细胞去对抗细菌病原体。这两方面都需要血液提供，所以组织损伤后会释放一种叫组织胺的化学物质，刺激血管，让血管扩张，来增加血流量。这一

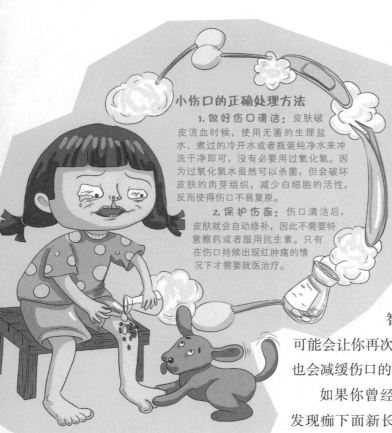

小伤口的正确处理方法

1. **做好伤口清洁**：皮肤破皮流血时候，使用无菌的生理盐水、煮过的冷开水或者瓶装纯净水来冲洗干净即可，没有必要用过氧化氢。因为过氧化氢水虽然可以杀菌，但会破坏皮肤的肉芽组织，减少白细胞的活性，反而使得伤口不易复原。

2. **保护伤痂**：伤口清洁后，皮肤就会自动修补，因此不需要特意擦药或者服用抗生素。只有在伤口持续出现红肿痛的情况下才需要就医治疗。

复杂过程的结果就是让伤口红肿、发痒！

伤口痒起来可真要命，总是会令人不由自主地想去抠。不过这可是非常不明智的举动。因为抠掉痂可能会让你再次流血，即使没有流血，也会减缓伤口的愈合速度。

如果你曾经抠过一块痂，一定会发现痂下面新长出来的皮肤和周围的有些不一样，看起来特别娇嫩，呈粉红色，有时候还会流出一些体液。这是因为皮肤最上层的保护性细胞还没有来得及生成。本来他们有一面厚厚的"盾"，但是却被你抠掉了。失去了保护的伤口就好像只穿内衣去战斗的士兵一样不堪一击，一旦感染了细菌，保管叫你吃不了兜着走。

想不想来一道疤痕

皮肤受伤后，除了表皮会增生复原之外，结缔组织也会快速生长，帮忙修补伤口。所以如果伤口比较大，那么痂脱落后会留下疤痕。"结缔组织为什么要来凑热闹啊，没有它们不就没有疤了？"也许你会这么想。不过这可错

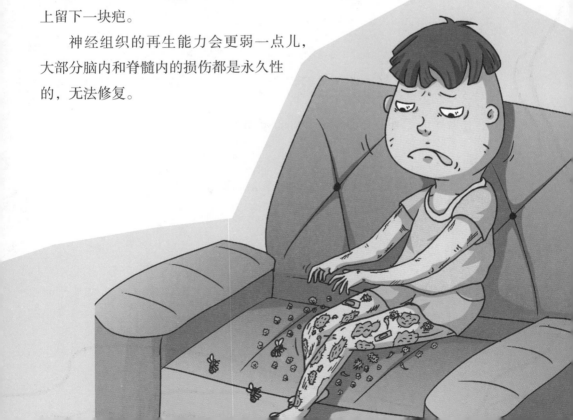

刀疤脸

怪结缔组织了。如果伤口比较大，又没有结缔组织帮忙，这个伤口就会经久不愈，这可不是什么好事儿。

　　组成人类的细胞组织大概可以被分成四类，那就是上皮组织、结缔组织、肌肉组织和神经组织。上皮组织也就是皮肤，它们覆盖着整个身体；结缔组织对身体起着支撑作用；肌肉组织使身体可以自由运动；神经组织则控制着整个身体。

　　如果组织遭到了破坏，里面的细胞就会迅速分裂，进行自我修复。遗憾的是，只有上皮组织和结缔组织有着非常强的再生能力，能够很快地自我修复，肌肉组织就没有这种神奇的功能了。如果肌肉组织受损了，伤口又大到没办法自我修复，那就只能被纤维结缔组织所代替。这样造成的结果就是，受损的器官会损失部分或者全部的功能，或者在你的皮肤上留下一块疤。

　　神经组织的再生能力会更弱一点儿，大部分脑内和脊髓内的损伤都是永久性的，无法修复。

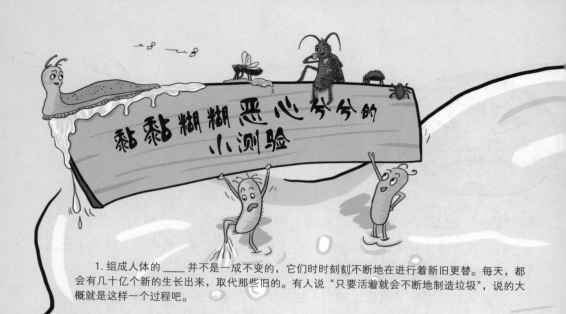

1. 组成人体的 ____ 并不是一成不变的，它们时时刻刻不断地在进行着新旧更替。每天，都会有几十亿个新的生长出来，取代那些旧的。有人说"只要活着就会不断地制造垃圾"，说的大概就是这样一个过程吧。

①单元　　②细胞　　③组织　　④分子

2. 人体产生的体臭的浓度取决于其 ____ 分泌的汗液量以及皮肤上的细菌数量。基本上，只要能够抑制细菌的活动，臭味也就不会围绕你了。

①汗腺　　②淋巴腺　　③皮脂腺　　④乳腺

3. 得上脚气一定会让你痛苦不堪，脚气的学名叫作"足癣"，是一种由 ____ 引起的皮肤病。脚气会让你的皮肤进入疯狂状态。

①细菌　　②真菌　　③霉菌　　④尘螨

4. 每天，我们身上要脱落差不多 100 亿片死去的 ____，至少有 1/3 这样的碎屑里携带着细菌和病毒。

①皮肤碎屑　　②鳞片　　③真皮　　④组织

5. 痘痘其实在什么地方都有可能长出来，肩膀、胸部、后背甚至屁股上都会有，但是最多的还是长在脸上，这主要是因为脸上的 ____ 分布最为密集。

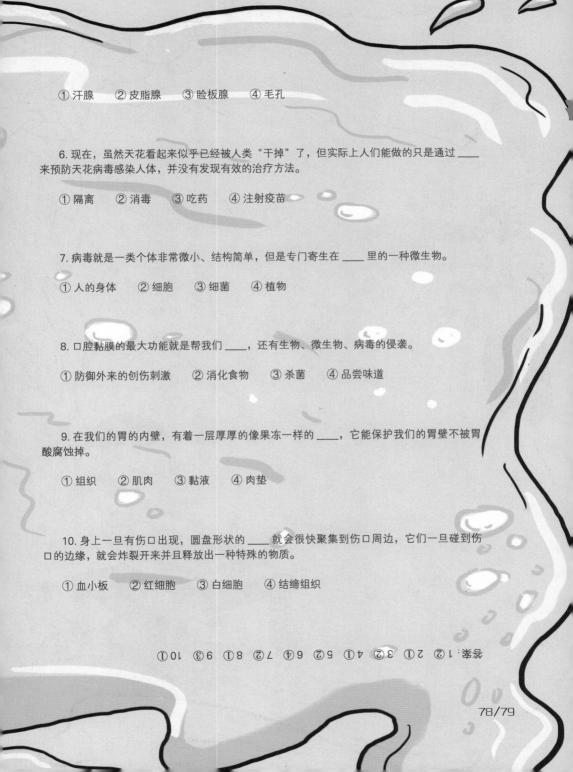

① 汗腺　　②皮脂腺　　③睑板腺　　④毛孔

6. 现在，虽然天花看起来似乎已经被人类"干掉"了，但实际上人们能做的只是通过 ____ 来预防天花病毒感染人体，并没有发现有效的治疗方法。

① 隔离　　②消毒　　③吃药　　④注射疫苗

7. 病毒就是一类个体非常微小、结构简单，但是专门寄生在 ____ 里的一种微生物。

① 人的身体　　②细胞　　③细菌　　④植物

8. 口腔黏膜的最大功能就是帮我们 ____，还有生物、微生物、病毒的侵袭。

① 防御外来的创伤刺激　　②消化食物　　③杀菌　　④品尝味道

9. 在我们的胃的内壁，有着一层厚厚的像果冻一样的 ____，它能保护我们的胃壁不被胃酸腐蚀掉。

① 组织　　②肌肉　　③黏液　　④肉垫

10. 身上一旦有伤口出现，圆盘形状的 ____ 就会很快聚集到伤口周边，它们一旦碰到伤口的边缘，就会炸裂开来并且释放出一种特殊的物质。

① 血小板　　②红细胞　　③白细胞　　④结缔组织

答案：1② 2① 3② 4① 5② 6④ 7② 8① 9③ 10①

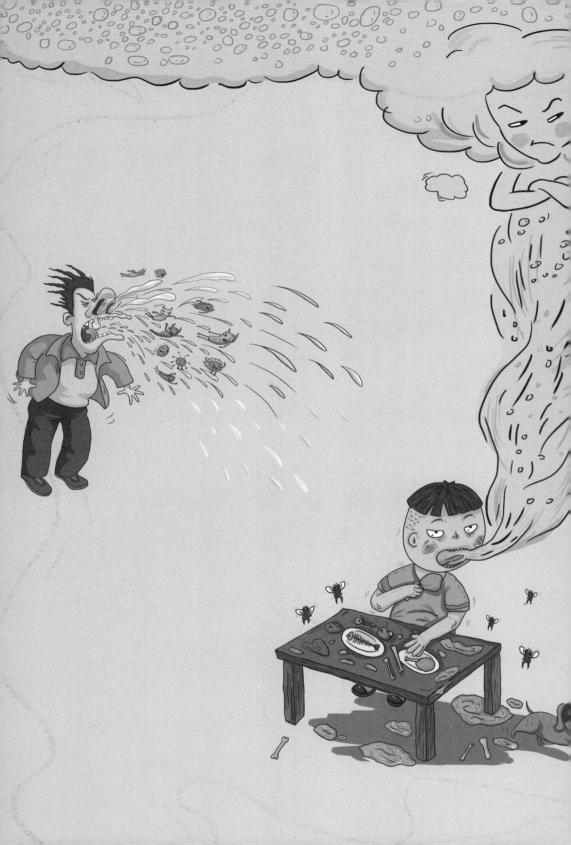

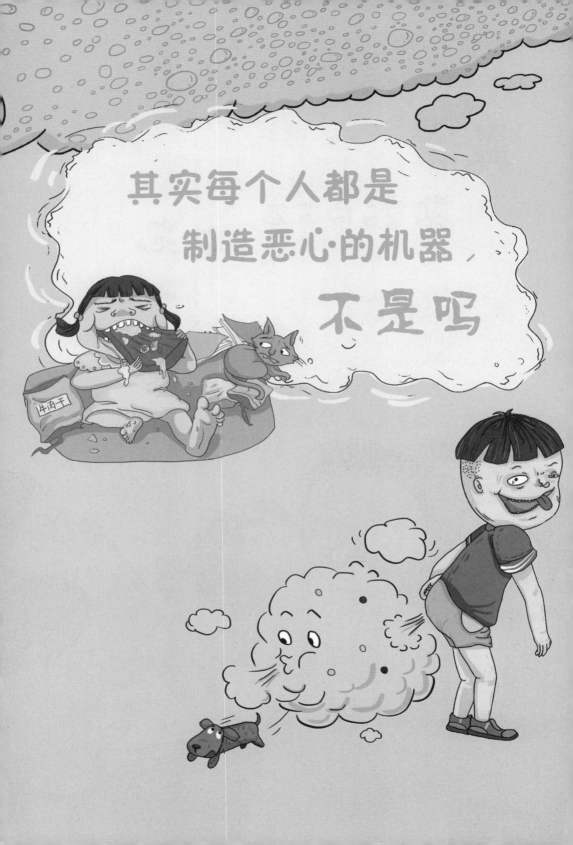

鼻涕

黏黏的还能吹个泡泡

班会开始了！身为班长兼主持人，我可不能放过这千载难逢的，打造自己成熟、稳重帅哥形象的机会！"阿嚏！"糟糕，怎么有两条湿乎乎的东西正从鼻子里往下流？纸巾，纸巾——我帅气的衣服没有口袋！众目睽睽之下，我是哧溜一声吸回去，还是等着它流到嘴里……

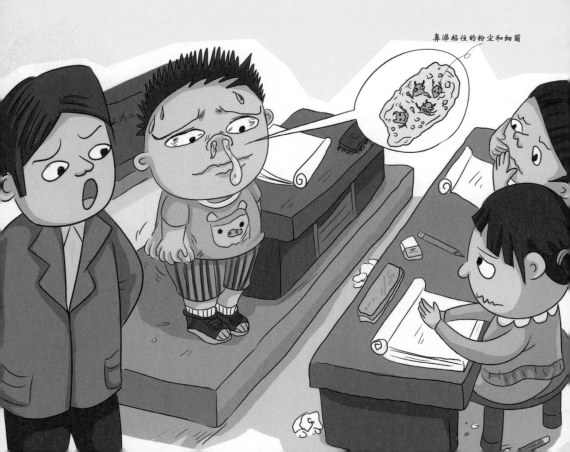

鼻涕粘住的粉尘和细菌

鼻涕其实是 "安全卫士"

人的鼻腔黏膜时时都在分泌黏液，以湿润鼻腔膜，湿润吸进的空气，并粘住从空气中吸入的粉尘和微生物，免得它们深入身体内部。这些黏液就是让我尴尬异常、成为笑柄的"鼻涕"大人了。鼻涕中还含有溶菌酶，有抑制和溶解细菌的能力，因此可以说，鼻涕是呼吸系统的防线之一。

有一部分鼻涕其实是眼泪。为了保持眼睛湿润，泪腺一直在分泌眼泪，这些眼泪会随着眨眼等动作，通过鼻泪管流到鼻子里，变成鼻涕的一部分。当我们伤心时，会有大量眼泪流到鼻子里去，正所谓"一把鼻涕一把泪"。

正常的鼻涕是无色透明的，若它呈现淡黄色或淡绿色，且变得浓稠，就代表鼻子可能正被细菌或病毒感染。感冒或者鼻炎都使鼻腔内滋生大量病毒或细菌，产生恶心的"黄脓鼻涕"，而且，还会使得鼻黏膜肿胀，于是我们就会感觉鼻塞。

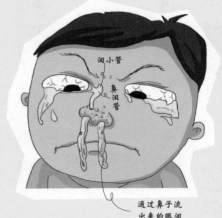

通过鼻子流
出来的眼泪

没感冒也会流鼻涕

不感冒就不会流鼻涕吗？NO，NO，NO。有时候，仅仅一碗热汤都可能让我们涕流成河。这是因为热汤冒出的热气会刺激鼻腔，让鼻腔里的黏膜分泌出更多的黏液。

在寒冷的冬天，人们更容易流鼻涕。鼻腔很温暖，所以冷空气中的水分

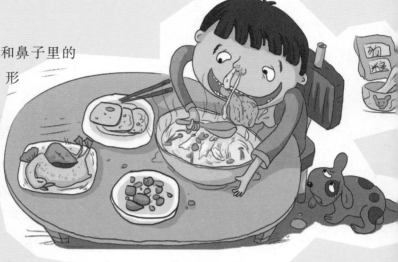

会在鼻腔里凝结，和鼻子里的黏液混合在一起，形成透明的"清水鼻涕"，然后顺着鼻子流出来，瞬间摧毁你的形象。

但是即便它让你尴尬不断，也不能因此埋怨鼻子哦！要知道，鼻子可是个小小的加热器和加湿器。鼻腔黏膜的血管十分丰富，具有收缩和扩张功能，而且能随着体内外环境的改变而进行自我调节。当外界冷空气进入鼻腔时，小血管里的血液就增多，流动也加快，这样，就能把进入鼻腔的冷空气调节到和体温相似的温度；同时，可将干燥的空气变得湿润，以维持呼吸道的正常生理活动。曾经有人做过试验，即使在 -12℃ 的室外，吸入的空气通过鼻子之后，也会被加热到差不多 30℃。怎么样，是不是很厉害！

鼻屎的颜色

黏糊糊脏兮兮的鼻屎其实是鼻涕和企图进入我们身体里的有害物质进行战斗的证明，因为鼻屎是鼻涕干了以后的产物，所以鼻屎的颜色和鼻涕的颜色息息相关。

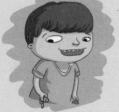

1. 浅色或白色： 在平时，鼻涕没有什么颜色，那么鼻屎自然也就是浅色或者白色的。

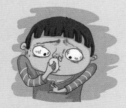

2. 黄色： 如果感冒或者得了鼻炎，鼻涕变成黄黄的脓鼻涕，那么鼻屎自然也会变成黄色。

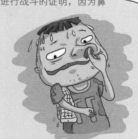

3. 黑色： 如果你去外面跑了一大圈，那么不管什么样的鼻屎都会变成黑乎乎的，这是空气里面灰尘的功劳。

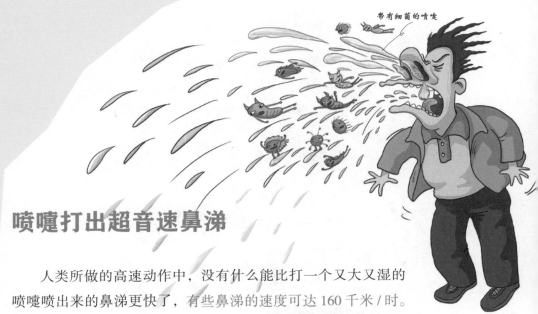

带有细菌的喷嚏

喷嚏打出超音速鼻涕

　　人类所做的高速动作中，没有什么能比打一个又大又湿的
喷嚏喷出来的鼻涕更快了，有些鼻涕的速度可达 160 千米 / 时。
当我们的鼻毛被那些捣乱分子——比如感冒细菌、让你过敏的植
物花粉、宠物毛、尘螨等——搞得不胜烦躁的时候，我们就很容易打喷嚏，
这是因为身体迫不及待地想要消灭这些惹是生非的家伙，让它们以最快的速
度能走多远就走多远。这最方便、最快捷的方式当然要数打一个大大的、酣
畅淋漓的喷嚏了。

　　话虽如此，但是打喷嚏的时候，最好还是用手帕捂一下。因为喷出来的
鼻涕里带有各种细菌，如果你恰好还在
感冒那就更糟糕了，感冒病毒也会随着
喷嚏被喷得到处都是，要是哪
个无辜的朋友正好路过的话，
搞不好也会被感冒病毒缠上，
拖上两条大大的鼻涕。

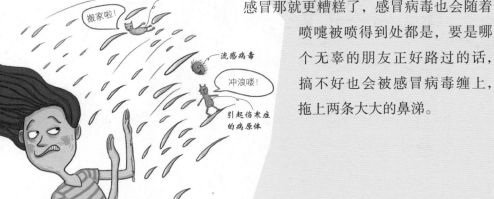

引起肺炎的细菌

搬家啦！

流感病毒

冲浪喽！

引起伤寒症
的病原体

牛肉干真是好吃，吃了一块还想吃第二块！可是这个包装怎么这么难撕呢，我撕我撕我撕撕撕！好想快点儿吃到啊……一边这么想着，一边口水就不受控制地分泌了起来。哎呀不好，一大滴口水啪嗒一下滴在正奋力撕扯包装的手上。还有一根细细的丝，要断不断地连着……

口水

从嘴里流出来的

黏液

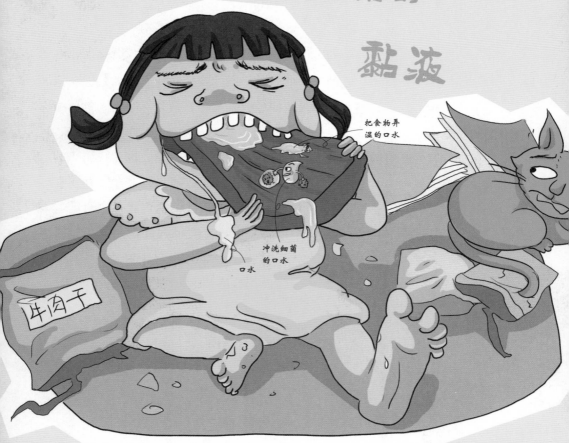

把食物弄
湿的口水

冲洗细菌
的口水

口水

牛肉干

没有口水，
吃什么都难以下咽

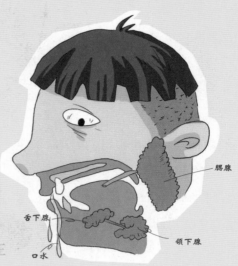

腮腺

舌下腺

颌下腺

口水

口水的学名叫作唾液，它由六个唾液腺分泌出来——两个在舌头下面，称为舌下腺；两个在上腭，称为颌下腺；还有两个在耳垂的下面，称为腮腺。

我们每天大概会分泌 1 ~ 1.5 升的唾液（大概有 3 ~ 5 罐可乐那么多）。正常的唾液是没有颜色也没有味道的，其中 90% 的成分是水，此外就是帮助我们消化的淀粉酶和杀菌的融菌酶，还有少量的无机物。酶是唾液中最神奇的成分，它能把碳水化合物分解成糖，所以，即使是白馒头，仔细地咀嚼之后也会有一丝甜味。

唾液能将食物润湿，帮助你吞咽，还能帮助你感受食物的味道——食物中的化学物质如果不溶解你就没办法品尝到它们的味道。你在口干舌燥、无水可喝的时候啃过干面包吗？那一定是非常不愉快的回忆吧，这是因为当食物干燥的时候，其中有味道的化学物质没有办法和味蕾好好地接触，因而显得寡然无味。

不过，唾液中也有一些令人烦恼的成分，比如黏液。这个黏液和鼻涕的成分基本上是一样的，这就使得唾液总是黏糊糊的，有时候还会拉出丝来，够恶心的吧。

"王牌"消毒剂

口水里的杀
菌物质

沾满口水
的手指

你的口腔里每
时每刻都有上百万个
细菌存在，听着很可怕对不
对？不用担心，很多细菌在你
吞咽唾液的时候被你吃掉
了，它们的生命也就完结
了——我们胃里的胃酸可
不是吃素的，它能杀死细菌。

别误会，"王牌"消毒剂
的功能可不是"吞掉细菌"这么
简单。唾液本身就含有能杀死细
菌的化学物质，有利于口腔清洁和
减少感染。大家可能都有过这样的经
历，舌尖和嘴唇被咬伤之后，伤口愈合
的速度要比其他部位快得多。老人们也许会说因为"舌头和嘴巴是橡皮做的，
所以恢复得快"。不过，真正的"功臣"还是唾液。所以，如果在野外不小心
被蚊虫叮咬，涂一点儿唾液也是很管用的——千万别嫌恶心。

因为嚼无糖的口香糖能帮助唾液分泌，所以广告说得没错，无糖口香糖
有利于口腔和牙齿的健康。

关于口水的小知识

1."滴答滴答"口水流不停的婴儿

婴儿会比常人多流9倍以上的口水，因为他们太小，吞咽的动作掌握得还不够灵活，不能把全部的口水都吞下去。

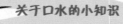

这回跑不了啦！

罪犯的口水

3.口水也能帮助探案

口水里含有从嘴里脱落的细胞和一些抗体，所以警察探案的时候，只要通过一个沾有口水的烟头，就能很容易地锁定嫌犯。

2.一紧张就会口干舌燥

虽然口水不由我们的意志控制，但当我们紧张的时候，自律神经就会发挥作用，减少口水的流出量，让你觉得口干舌燥。

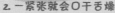

缺少口水，裂开的舌头

条件反射与巴甫洛夫的狗

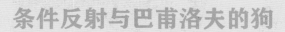

巴甫洛夫曾经做过一个实验来说明食物和唾液之间的关系。他先摇铃再给狗喂食，狗得到食物就会流口水。巴甫洛夫坚持在每次喂狗的时候都摇铃，时间长了，狗就将食物和铃声联系起来，只要一听到铃声，就流出口水。对狗来说，看到食物流口水是天生的反应，所以也可以说食物是一种"非条件刺激"，而铃声则是被动的"条件刺激"。我们人类看到好吃的或是想到酸的东西就会流口水，也是因为条件反射。

人类口水的分泌也是通过神经控制的，进食的环境以及食物的形状、颜色、香味等都可以成为条件刺激形成条件反射，引起唾液分泌。

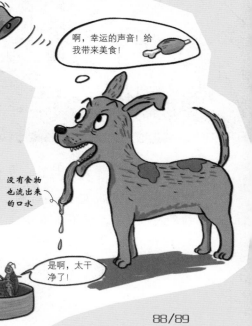

啊，幸运的声音！给我带来美食！

没有食物也流出来的口水

什么都没有！

是啊，太干净了！

耳屎

一块块堵在耳朵里的黄片片

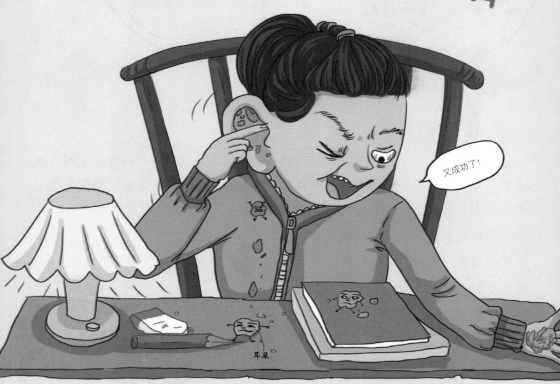

耳朵里痒痒的，我就用手指随便挖了下，没想到居然挖出了好大一块黄黄的耳屎！我翻来覆去地研究着这块耳屎，它黄黄的、干干的，上面还隐隐约约有一些纹理。明知有些恶心，可是我却托着这块耳屎，不舍得将它丢掉，也不舍得将它捏碎。说起来，不知道是不是心理作用，耳屎掉出来之后，我觉得周围的声音也一下子清晰了起来，有一种"能听到花开的声音"的感觉。

耳屎的存在不是为了被你挖出来

耳朵可以分为外耳、中耳和内耳三个部分。平时我们所说的脑袋两侧的那两片耳朵，其实只不过是耳郭，它有集音的作用。耳朵里那个小洞就是外耳道，具有共鸣腔的作用，可以聚集声音。人类的耳朵可要比小猫小狗的耳朵高级多了，为了聚集声音，小猫小狗会把耳朵转向发出声音的地方，但我们就不必这么麻烦，只要靠外耳道里的皱褶就可以做到这一点了。这些皱褶和上面细细的绒毛还可以阻挡外来的灰尘等异物。当灰尘等异物和外耳道分泌的油混合在一起，再加上耳道里脱落的表皮，就形成了耳屎。

很多人觉得耳屎很脏很恶心，但其实耳屎的作用可不小。人的外耳道是敞开的，灰尘、病菌很容易飞进去，这个时候，黏黏的耳屎会马上把它们粘住。由于耳屎是酸性的，细菌没法在上面生长，所以耳朵不容易生病。耳屎有一种特别的苦味儿，小虫子不敢闻，所以一般不敢进入耳朵捣乱。耳屎里面还有一种特殊的溶菌酶，这种酶可以将病菌的细胞壁溶解掉。耳屎油油的还能防水，能够让耳道保持干燥，对耳朵很有好处。

此外，和鼻子一样，耳朵也担负着"加温器"的使命，这个使命要靠外耳道里的绒毛和耳屎来完成。所以，即使你的耳朵已经被冻得通红，也不会有零度的冷空气窜入你的大脑。当然了，天冷的时候还是戴上帽子比较好，因为我们的耳郭是没有皮下脂肪的，血流量也很小，很容易被冻伤。

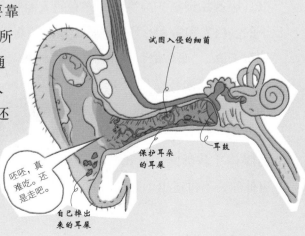

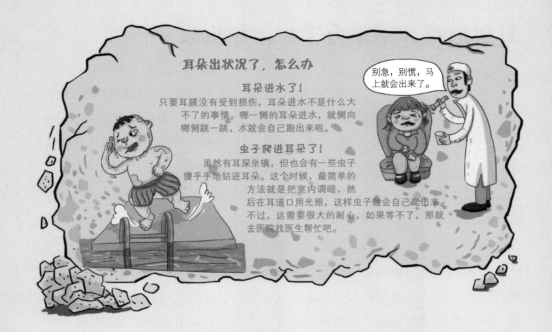

耳朵出状况了，怎么办

耳朵进水了！

只要耳膜没有受到损伤，耳朵进水不是什么大不了的事情。哪一侧的耳朵进水，就侧向哪侧跳一跳，水就会自己跑出来啦。

虫子爬进耳朵了！

虽然有耳屎坐镇，但也会有一些虫子傻乎乎地钻进耳朵。这个时候，最简单的方法就是把室内调暗，然后在耳道口用光照，这样虫子就会自己爬出来。不过，这需要很大的耐心，如果等不了，那就去医院找医生帮忙吧。

别急，别慌，马上就会出来了。

"油耳朵"和"干耳朵"

耳屎也不是千篇一律的，而是各具姿态。有的人油脂分泌比较旺盛，所以耳屎就黏糊糊、湿答答的；有的人油脂分泌比较少，耳屎也就脆脆的、干干的。白人和黑人的耳屎通常比较油，而我们黄种人的耳屎则一般都是干的。相对来说，"油耳朵"会显得更恶心一些。

无论"油耳朵"还是"干耳朵"，这都是天生的。一般来说，有"油耳朵"的人，身上的腺体比较活跃，也比较容易有体味，不过这也不是绝对的。

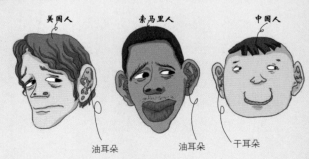

美国人　索马里人　中国人

油耳朵　油耳朵　干耳朵

"越挖越多" 的耳屎

大多数的时间里，人的耳朵都在进行着自我清理。耳屎会带着被它们黏住的灰尘，慢慢地从耳道的深处蠕动到外面开阔的地方。正常情况下，多余的耳屎是会自己掉出来的，所以用不着费尽心机地去挖它们。

不过有时候，也会碰到那些"恋家"的耳屎，它们赖着不走，甚至还会把耳朵给堵住，让你听不清周围的声音，所以很多人都会对"耳屎不用挖"这个观点持怀疑的态度。但实际上，耳屎越积越多直到阻塞，大部分还是由于乱挖耳朵引起的。因为耳屎不停地被清理出去，耳道里的腺体就会不正常地大量分泌，造成耳屎越来越多。

如果是用棉花棒清理耳屎，太粗的棉花棒会把耳屎往耳道的更深处推，时间长了越积越多，反而堵住了耳道。而靠近外面的耳道，由于失去了耳屎的保护，很容易被细菌感染，造成发炎、红肿、流脓。如果是用挖耳勺，由于挖耳勺上面很容易就附有很多细菌，再加上又是硬硬的，会在耳道里划出细微伤口，更容易造成细菌感染。

总而言之，挖耳屎"有百害而无一利"，所以一定要戒掉这个坏习惯。

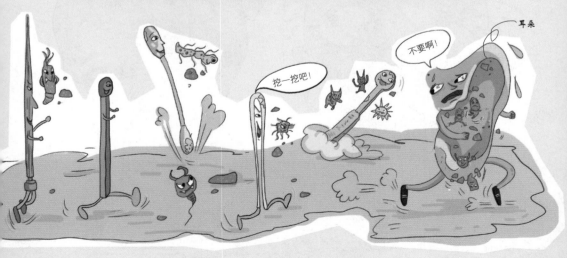

眼屎

当睡眠先生邂逅了 黏液小姐

　　上气不接下气，好不容易才在铃响前踏入教室。刚松了口气就看见同桌抿着嘴冲我指了指自己的眼角。哎呀，不会是眼睛上还粘着眼屎吧，这可太丢人了。我赶紧伸手抹了抹，果然抹下来一些黄黄的已经风干了的眼屎，天哪，我就是这样跑了一路吗，真是好丢人。

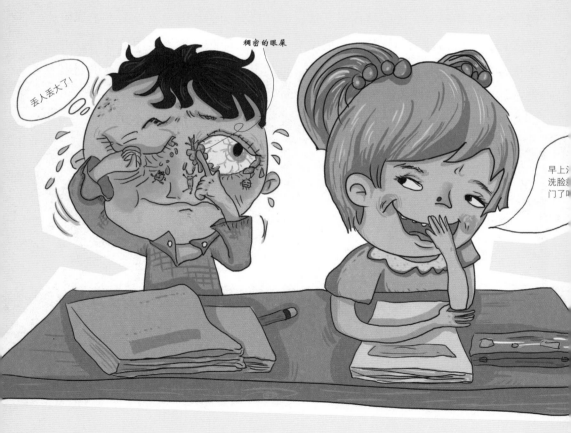

不知不觉，眼屎来了

我们的眼皮里有一块像软骨一样的东西叫作"睑板"，在睑板里整齐有序地排列着许多睑板腺，上眼皮里有30～40个，下眼皮里也有20～30个。这么多的睑板腺会不停地分泌出一种油脂，当我们眨眼的时候，这些油脂就会被涂在眼皮的边缘，挡住我们的眼泪，免得它随时随地掉出来。晚上我们睡觉的时候，这些油脂还能使我们的上下眼皮闭合得更加紧密，防止泪液蒸发。不过因为睡觉的时候我们就不眨眼了，而油脂却在不停地分泌，这样累积起来的油脂就和灰尘以及泪水中的杂质混到一起，在你毫无察觉的时候，跑到眼角变成了眼屎。

眼屎的多少因人而异。皮脂腺分泌旺盛的人，眼屎就会多一些；吃得太过油腻，眼屎也会增加。不过总的来说，眼屎的量都不会太大。正常情况下，眼屎也就一点点，早上清理过一次，白天就不会再有了。

睑板腺

油脂混合着灰尘、杂质的眼屎

眼屎太多怎么办

如果早上起来眼屎多得眼皮都睁不开，甚至擦了之后还会再次出现，那就可能是得病了。感染发炎、过敏以及鼻泪管堵塞等原因都会造成眼屎过多，这个时候最好赶紧去医院找医生帮忙。当然，事先可以试着用棉棒蘸一些生理盐水轻轻地擦一下眼角，把糊在眼睛上的眼屎清理干净。

有时候会听到一些"去除眼屎"的偏方，比如用盐水、茶水、鸡蛋清等

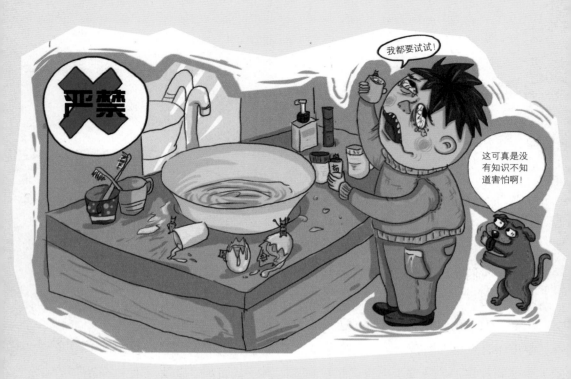

洗眼睛，这些方法都是不折不扣的"危险行为"，千万不可效仿。因为不论是盐水、茶水还是鸡蛋清，里面都可能含有细菌，反而有可能造成感染，而且，盐水和茶水的浓度难以控制，很容易刺激到眼睛，导致病情恶化。

当眼屎遇到细菌

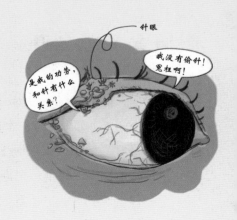

　　眼屎里面也会滞留细菌，甚至细菌会潜入睫毛的根部，在那儿安营扎寨。于是事情就麻烦了，不知不觉，腺体就肿了，你的眼皮上会出现一个又红又肿又疼的包，有时候，这包还会像火山一样喷发出一些黄色的

脓液。这就是学名叫"麦粒肿"的病啦，俗称"针眼"，传说偷了别人的针或者看了不该看的东西就会长针眼，但这完全是胡诌。归根究底，还是细菌惹的祸。

　　嗯，别怕，虽然细菌无处不在，但是健康人的眼睑有着极强的防御能力，不会轻易被细菌钻空子，只有在我们身体状况不那么好的时候，细菌才有可能乘虚而入，睡眠不足、用眼过度的话也会容易发病。所以平时一定要多锻炼身体，不偏食，增强抵抗力，并且注意劳逸结合。同时，还要注意眼睛的卫生，不随便揉眼睛，不用不干净的手帕擦眼睛。

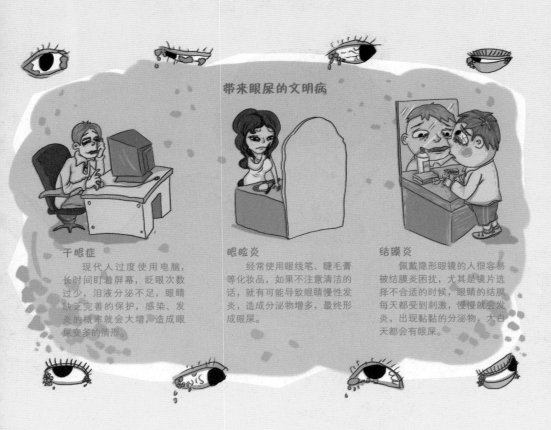

带来眼屎的文明病

干眼症
　　现代人过度使用电脑，长时间盯着屏幕，眨眼次数过少，泪液分泌不足，眼睛缺乏完善的保护，感染、发炎的概率就会大增，造成眼屎变多的情形。

眼睑炎
　　经常使用眼线笔、睫毛膏等化妆品，如果不注意清洁的话，就有可能导致眼睛慢性发炎，造成分泌物增多，最终形成眼屎。

结膜炎
　　佩戴隐形眼镜的人很容易被结膜炎困扰，尤其是镜片选择不合适的时候，眼睛的结膜每天都受到刺激，慢慢就会发炎，出现黏黏的分泌物，大白天都会有眼屎。

痰

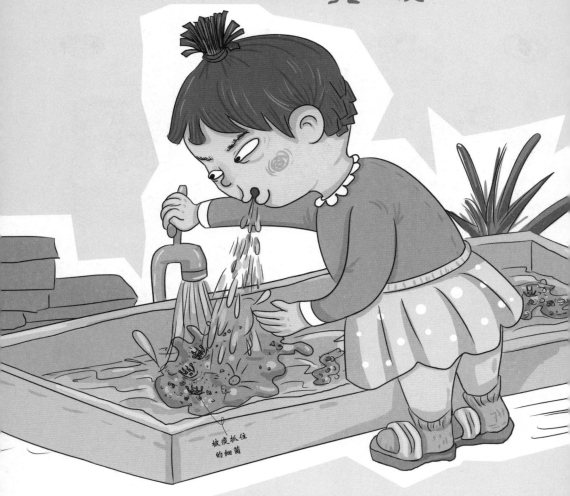

咳咳！

呕呕！

又浓又黄的痰

"唔、咳、呕！"感冒的时候喉咙里总是塞着一大团痰，每天都要一边发出令人不悦的声音，一边呕呕地吐出一大团黏糊糊、夹杂着泡沫的痰。痰有时候是一大团白色的，有时候则是黄黄的，好像一大摊脓，"突"的一声吐到水池里，仿佛还在微微地颤动……呃，实在太恶心了，快点儿用水把它冲走吧。

被痰抓住
的细菌

囤在嗓子眼里的大鼻涕

痰和鼻涕很像，因为构成它们的主要成分都是黏液。前面已经讲过，我们的鼻子里覆盖着一层帮助我们阻挡脏东西进入的黏膜。其实不光鼻子，我们的整个呼吸道里都有这样的黏膜，包括气管、支气管的内壁。在黏膜下层，就是许多黏液腺和浆液

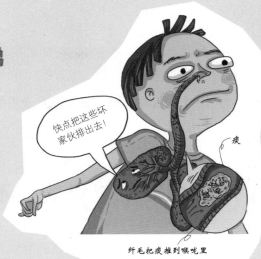

纤毛把痰推到喉咙里

腺了。顾名思义，这些腺体会产生黏液。正常情况下，腺体分泌出少量的黏液覆盖在黏膜层表面，保持黏膜的湿润，同时也把那些"钻了空子"被吸进来的尘埃颗粒、细菌什么的黏附住，不让它们进入我们的肺部。然后，这些完成了任务的黏液会被排到气管上端的喉头部位，形成了痰。

当我们感冒，或者气管、支气管和肺受到细菌侵害发生炎症的时候，由于呼吸道的黏膜会充血、水肿，黏液分泌就会大量增多，痰也就变多了。虽然这些黏液有利于清除异物，但如果分泌过多，也会让人来不及将痰咳出，再加上捣乱的细菌，就变成了黏黏的浓痰，难以咳出。

小小一口痰，细菌千千万

不管是正常人还是病人，痰里面都含有大量吸入的尘埃、细菌、病毒、真菌、支原体以及各种呼吸道有毒分泌物等。可以说，人体没有任何一种分泌物能像痰那样传播如此多的疾病。更可怕的是，痰里的细菌、病毒等对外界环境都有一定的抵抗力，尤其是结核菌的抵抗力更强，它在阴暗角落里的

痰中可以生存6～8个月，在随灰尘浮游过程中可活8～10天，就是在阳光直射下也能活1天左右，在6℃～10℃的环境中可活数月至数年之久。

因此，随地吐痰是非常没有素质的行为，恶心了别人也破坏了环境，还会传播疾病。

不随地吐痰是对的，不吐痰是错的

正是因为痰很恶心，吐痰的时候发出的声音也让人很反感，很多人都会觉得吐痰有损形象，因此有痰也不好意思吐出来，反而咽下喉咙。结果往往是胸口堵着冰凉的一大块痰，咳嗽老也不好。

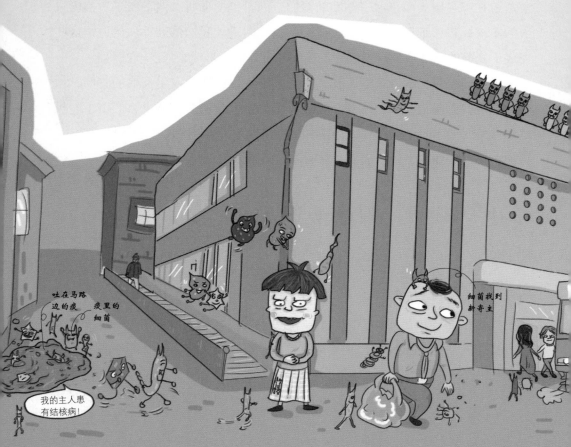

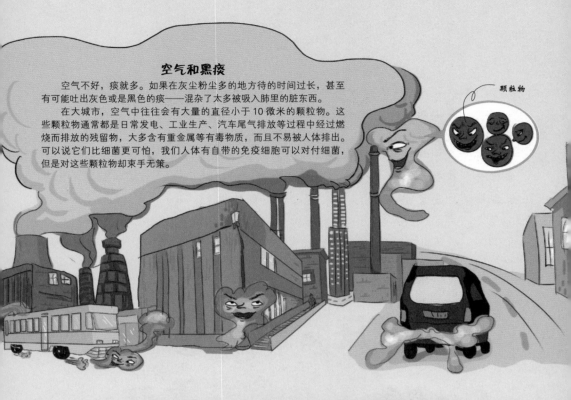

空气和黑痰

空气不好，痰就多。如果在灰尘粉尘多的地方待的时间过长，甚至有可能吐出灰色或是黑色的痰——混杂了太多被吸入肺里的脏东西。

在大城市，空气中往往会有大量的直径小于10微米的颗粒物。这些颗粒物通常都是日常发电、工业生产、汽车尾气排放等过程中经过燃烧而排放的残留物，大多含有重金属等有毒物质，而且不易被人体排出。可以说它们比细菌更可怕，我们人体有自带的免疫细胞可以对付细菌，但是对这些颗粒物却束手无策。

颗粒物

无论去问哪个医生，他都会告诉你：嗓子里有痰一定要咳出来，不然会形成堵塞，使病菌往下走，加重感染。万一痰多到影响呼吸，医生可能还会用吸痰器来帮忙，用吸痰器吸痰的滋味，嗯，谁用谁知道。

正确的吐痰方法是用纸巾掩盖住口鼻咳嗽，然后把痰吐到纸巾里包好丢掉，最好是丢入马桶冲掉。如果觉得吐痰困难，那就试试下面的方法：身体向前倾斜，深呼吸几次之后再深深地吸气，然后用力咳嗽，同时用手压在腹部，帮助将痰咳出。咳嗽时间不要太长，短而有力地咳几次就可以了，不要急于求成，以免伤到气管。

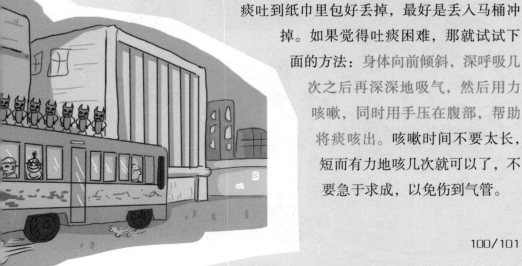

"嗯——"虽然不好意思说，不过，用力把大便拉出来的感觉还真的是挺好的。每次拉完屎，冲水前我都忍不住回头看一眼。时间长了就发现，原来便便也是各种各样的啊。有时候是粗粗长长的一整条，颜色浅浅的；有时候又好像包了一层油一样黏糊糊的，颜色也比较深。有时候没什么味道，有时候又臭得让人不敢呼吸。最恶心的还是闹肚子的时候，满满一缸稀溜溜好像在搅拌机里滚过一样的大便，还会溅得到处都是……

屎

暗藏健康信息的褐色"香蕉"

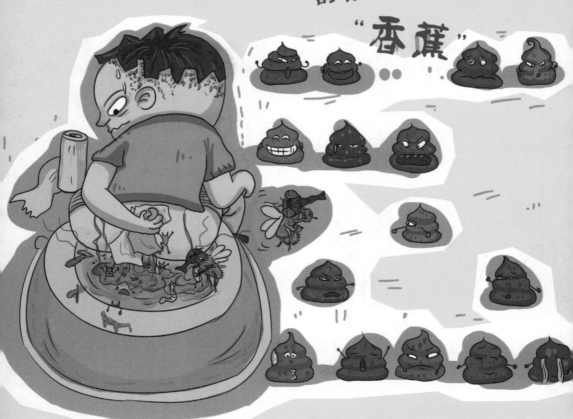

健康的五星级大便

　　什么是肠胃健康？用一个最简单的比喻：肠胃健康的意思就是吃过土豆拉的是薯条而不是土豆泥，而且不带番茄酱。

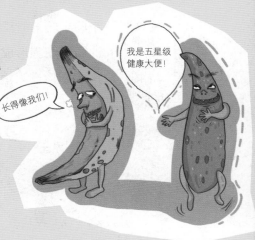

　　也就是说，健康的便便一定不会太臭，它们是一条一条的，颜色接近金黄色，松软光滑，不会断断续续。用薯条来形容其实不是那么确切，健康大便的形状和硬度都和香蕉差不多，其中含有 70% ~ 80% 的水，剩下的一半是肠道细菌，另一半是无法分解的食物残渣、脂肪、剥落下来的肠道细胞等。健康的便便不会太重，所以会半浮在水中，而且外面裹着一层均匀的黏液。这样的大便拉起来很轻松，不太容易弄伤肛门，拉完也很容易擦干净。如果能够每天早晨都有这样的大便，那就说明身体的状态很好，人也会吃得香、睡得着，容光焕发。

　　如果便便不正常，就说明身体正在向我们发出警报信号，比如拉肚子的时候，便便就会变得稀溜溜的。有的时候觉得肠胃不舒服去看医生，医生也会仔细地询问大便的情况来帮助判断。所以，虽然恶心，还是经常观察一下自己的便便比较好。

便便的家——充满细菌的大肠

　　我们的胃只能消化食物，而不能吸收其中的营养，所以，某种意义上说，小肠才是整个消化系统中最重要的部分。小肠长达 6 米，食物在里面可

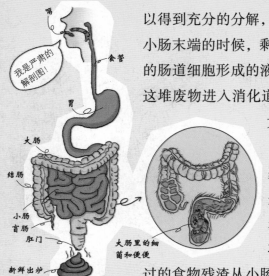

以得到充分的分解，食物中的营养也会被吸收。当食物到达小肠末端的时候，剩下的只是一堆由不被吸收的废物和死掉的肠道细胞形成的液态混合物。周期性的肠道蠕动会推动着这堆废物进入消化道的最后一部分——大肠，这堆废物会在大肠里变成便便，最终被排出体外。

从解剖图上可以看到，大肠三面包裹着小肠，它的宽度是小肠的两倍，但是长度却只有小肠的的1/4，固体废物沿着大肠被排出体外。大肠的起始端是袋状的盲肠，盲肠连接着结肠。当被消化过的食物残渣从小肠进入大肠的时候，环境发生了显著的变化，肠壁上的皱褶和绒毛都消失了，说明大肠并没有吸收养分的作用，它只是吸收废物中的水分，好让人不至于脱水。

大肠温暖而潮湿，是数以亿计的细菌安逸生存的理想家园。细菌把产生的物质加入粪便，再掺上特别的味道，然后通过改变后的胆色素将粪便染成棕色，同时释放出我们可以利用的糖和维生素。大肠中的细菌比身体其他部位细菌的总和还要多。

稀里哗啦！啪啪！祸从口入让你拉稀

经常听到人们说"祸从口出"，其实祸也可以从口入，拉肚子就是最好的例证。大部分人拉肚子都是因为饮食不当造成的，吃了不干净的食物，或是一会儿吃热的一会儿又吃冰的，都会引起拉肚子。罪魁祸首当然就是之前介绍过的——细菌。

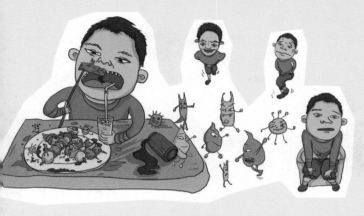

在人体的各个部位，细菌最青睐的就是大肠。它们乐此不疲地在里面玩耍、传宗接代，因为那里既温暖又足够湿润。这些细菌大部分是无害的，有些还能促进胃肠蠕动，让我们更快更好地吸收食物里的营养。但是，也有一小部分可恶的细菌，例如痢疾杆菌、沙门氏菌、金色葡萄球菌等，一旦它们潜入了大肠，我们就免不了来一场"稀里哗啦"的大战了。

除此之外，腹部受凉等原因也可能让你十分钟就要去一次厕所，甚至精神紧张都会让你拉肚子。

1. 深褐色便便

深褐色便便说明你吃的肉类和蛋白质太多，蔬菜和粗纤维太少，归根结底就是吃得太过精细。这种便便的味道不好闻，往往还容易黏在屁屁上擦不干净。长期下去会造成身体的亚健康状态。

2. 黑色便便

黑色便便说明身体里面有出血，可能是胃，也有可能是肠道。总之，黑色便便是非常危险的信号，一定要及早去医院检查。

3. 鲜红的便便

红色的便便当然意味着出血了，这说明可能患上了痔疮，但是也有可能是肠癌，所以不能轻视。

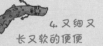

4. 又细又长又软的便便

这样的便便也叫"老人形细便"，是由于年纪大了，肠道功能衰弱引起的。现在这样的细长便便也会常常出现在年轻姑娘家的马桶里，罪魁祸首当然就是为了减肥而进行的节食。

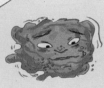

5. 泥巴一样的便便

如果拉出来的是黏稠的泥巴一样的便便，就好像被粉碎机搅过一样，这说明便便里的水分太多啦，没有很好地被肠道吸收。这种便便往往是拉肚子的前兆，或者是告诉你身体太过疲劳了。

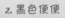

不健康的便便

"哗啦啦啦",畅快尿尿的感觉实在是再好不过,尤其是在憋了半天之后,当看见厕所的大门,感觉整个世界都突然光明了起来。我哼着小调,看着冲向便池的尿,黄黄的,还有点儿泡沫,哈哈,这可真是黄河之水天上来啊!

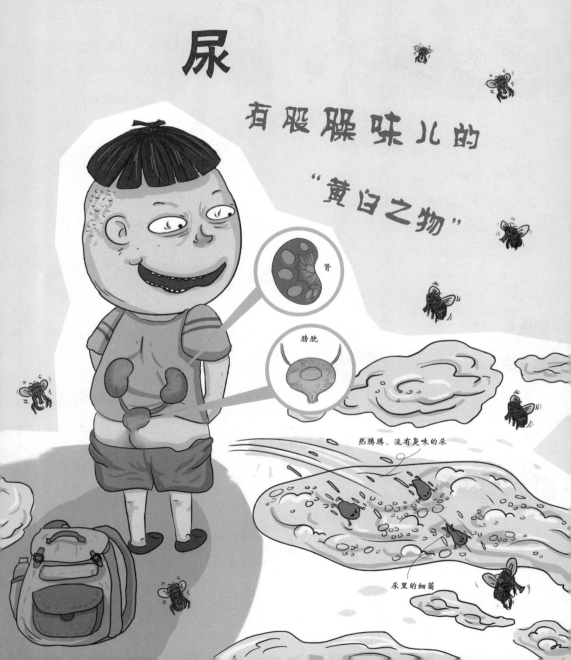

尿

有股骚味儿的"黄白之物"

肾

膀胱

热腾腾、没有臭味的尿

尿里的细菌

刚刚排出来的热气腾腾的尿不会臭

　　我们吃的食物会经过消化系统转变成维持人体生活必需的能量，在这个过程中会产生二氧化碳和氨等排泄物，其中二氧化碳会随着呼吸通过肺部排出体外，而毒性较强的氨则要由肝脏来分解，把它们转换成尿素，再由血液带到肾脏。肾脏的作用就是净化血液，将人体的排泄物全部分离出来，这些分离出来的排泄物就是尿，它们会自动存储在膀胱里面，然后被排出体外。通常情况下，稀释的尿液都接近无色，浓缩的尿液是深黄色的。如果你吃了含大量食物色素的东西，那么尿液可能会变红，有些药物会让尿液变成棕色、黑色或是蓝色。还有如果患有某些疾病也可能造成尿液变色。正常的尿液应该是清澈的，如果浑浊则有可能是尿道被感染了。

　　刚刚从人体排出来的尿液不会有太大的气味，只有在离开了人体之后，才会因为空气中的细菌而变得臊臭。如果刚刚排出来的尿就散发着浓烈的臊臭，那是不正常的，说不定是膀胱或是哪里被细菌感染了。

为什么游泳的时候总是想撒尿

　　可能很多人都有过这样的经历，那就是一到泳池里就特别想尿尿，好不容易从水里爬出来跑去厕所，可是回来没多久就又有了尿意。难道是游泳池的水被身体吸收了吗？为什么每次游泳的时候就特别想尿尿呢？

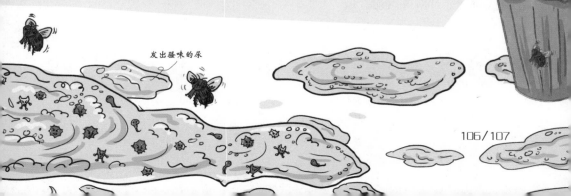

发出臊味的尿

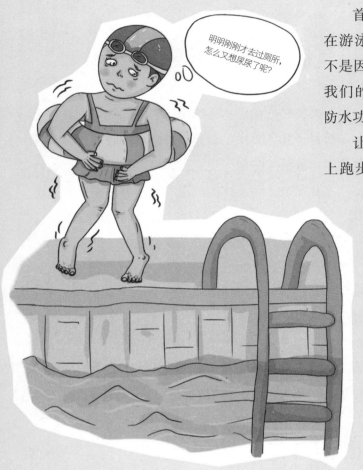

明明刚刚才去过厕所，怎么又想尿尿了呢？

首先要明确一点，就是在游泳池里总是想撒尿绝对不是因为吸收了泳池的水分，我们的皮肤可是有着很好的防水功能。

让我们想象一下在陆地上跑步的情景吧，是不是每次都是大汗淋漓呢？这是因为人在运动的时候需要很多能量，这些能量由体内的营养物质产生，在产生能量的过程中，会释放大量的热量，因此人体就需要把这些多余的热量释放掉。

当我们游泳的时候，由于水的温度要比体温低很多，所以热量会因为水的传导作用而散发，也就是说基本上不会出汗。这个时候原本应该变成汗液的水分就会进入膀胱变成尿液，再加上寒冷刺激就会让我们更容易想要尿尿了。但是不管怎么说，直接尿在游泳池是最差劲的行为，绝对不可以那么做。

尿多了还是尿少了

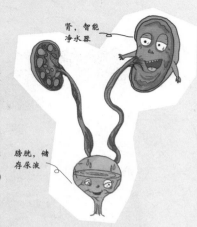

肾，智能净水器

膀胱，储存尿液

　　肾脏是人体的重要器官，它的基本功能是生成尿液，借以清除体内代谢产物及某些废物、毒物，同时保留水分及其他有用物质。肾脏最大的作用就是清洁血液，帮助血液保持成分的稳定。在肾脏的外层，差不多有100万个紧紧挤压的卷曲的管状过滤单位，人们称它为肾单位。每个肾单位每秒钟都会接受丰富的血液供应，这些血液是从肾动脉传输而来，再由肾静脉运走的。正常人的尿量为 1000 ~ 2000 毫升 / 日，平均为 1500 毫升 / 日左右。无论尿量增多还是减少，都可能是肾脏病的表现，特别是夜间多尿往往是肾脏病的信号。

　　当我们的肾脏加工血液，产生尿液的时候，泌尿系统的另一部分则用管道运输并且控制尿液向体外排出。肾脏产生尿液的速度大约是每分钟 1 毫升。如果尿液一产生就流出人体的话，我们每个人都得天天包着尿布了，这得多麻烦、多可笑啊。于是膀胱就站出来了，肾脏产生的尿液由输尿管从肾脏运到膀胱，输尿管通常有 25 ~ 30 厘米长，这根管子会有规律地收缩蠕动，将尿液从肾脏推向膀胱。等膀胱里的尿液积累到足够量的时候，才通知大脑让你去找厕所。

　　当你觉得尿意袭来的时候，你膀胱里面大约已经有 200 ~ 300 毫升的尿液了（有一杯饮料那么多）。不过一时找不到厕所也没有关系，膀胱是非常有弹性的，它的容量还能再扩大一倍。只不过到那个时候，你已经是狼狈不堪地冲向厕所了。

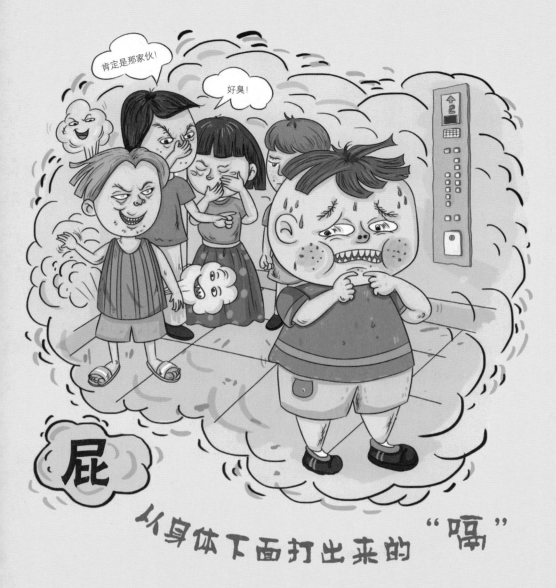

屁

从身体下面打出来的"嗝"

当电梯开始缓慢上升的时候,一股不怎么令人愉快的味道弥散在电梯里。"好臭啊!谁放屁了吧!"几乎所有人开始腹诽,并且不动声色地寻找着"肇事者"。虽然不是我,可不知道为什么,看到别人扫过来的目光,我的脸唰地红了。"啊!真的不是我啊!我做了谁的替罪羊!你敢放,怎么不敢站出来……"

屁的故乡也是大肠

前面介绍过，食物在经过小肠之后就会来到大肠，大肠的作用就是吸收剩余的水分，吸收由细菌制造的营养物质，再把食物变成大便。但是不幸的是，细菌在制造维生素的时候同时还制造气体，这个气体与吃饭的时候进入人体的空气混合，就变成了屁。

当我们便秘或者消化不良的时候，肚子就更容易胀，细菌也会更起劲地制造气体，结果就是更容易放屁。屁的成分通常是氮气、二氧化碳、氢气、硫化氢和甲烷等，其中硫化氢和甲烷就是臭味的"元凶"。如果放的屁里甲烷含量比较高，那就一定是不折不扣的臭屁啦。

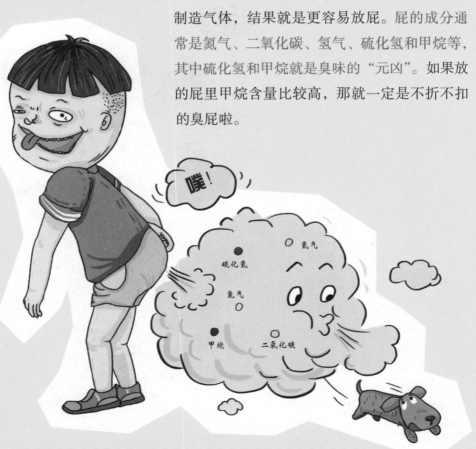

高蛋白的饮食会产生大量的硫化氢。至于传说中的"响屁不臭、臭屁不响",则是完全没有道理的。响屁也可以很臭,下次遇到你可以仔细闻闻!

"噗噗噗" 停不下来的屁

有些美味的食物会给你带来难以忍受的尴尬,比如豆子、红薯、花椰菜。这是因为这些食物都含有丰富的碳水化合物,这些碳水化合物往往会因为不容易被消化而进入大肠。这个时候,大肠里的细菌就会发酵这些不容易消化的碳水化合物,然后产生大量气体。正常情况下,人的肠道里一天大概会产生将近500毫升的气体,当吃了那些富含碳水化合

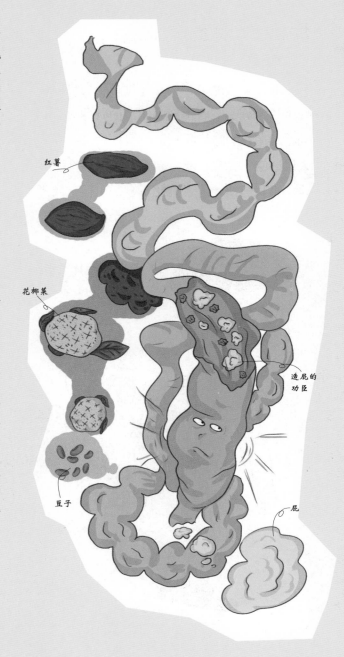

红薯

花椰菜

造屁的功臣

豆子

屁

物的食物之后，产生的气体就更多了，于是你就会"噗噗噗"地不停放屁。

如果屁量大大多于平时，又没有吃那些容易放屁的食物，则可能得了消化不良、胃炎等疾病。如果屁奇臭难闻，有可能是消化不良，或是吃了太多肉引起的，也有可能是有消化道出血或是肠炎等。所以，就算是"屁事"，平时也要多加留意哦。

屁也是有作用的

虽然放屁总会引来尴尬，但是，一旦真的没有屁了，却不是什么好事情。一般来说，无屁可放绝对不意味着你已经成为不折不扣的"绅士"或是"淑女"，相反，这可能是肠道疾病的征兆。很有可能是你的肠道有了炎症，甚至还有可能是肠粘连或是肠扭转。并且，放不出屁会也让你觉得肚子胀痛，很不舒服。

在医学上，屁经常被作为评估胃肠蠕动功能的重要参考依据。对于刚刚做完腹部手术的病人来说，放屁是一种很好的预兆，这表示胃肠蠕动功能逐渐恢复正常。因为在手术之后的一至两天内，由于麻醉药物的作用以及冷空气进入腹腔等原因，肠道会暂时麻痹，不能放屁。所以，巡房的医生总是会问"放屁了没有"，如果病人表示放过了，甚至还说可以听到肚子里有咕噜咕噜的叫声，医生就会松口气，因为这才真正意味着手术成功了。

打嗝
"嗝"是嘴里放出来的"屁"吗

"嗝儿……今天的作业……嗝儿……有一些地方……嗝儿……不明白！"
本来只是想问一下作业，结果却不停地打着嗝，越想克制打得越厉害，连说一句完整的话都变得困难了。

哎，早知道就不该在
上课前急急忙忙喝什
么汽水了，呛到不
说，现在还打嗝停
不下来，真是好倒
霉啊。我会不会就
这么一直打嗝下去
啊……

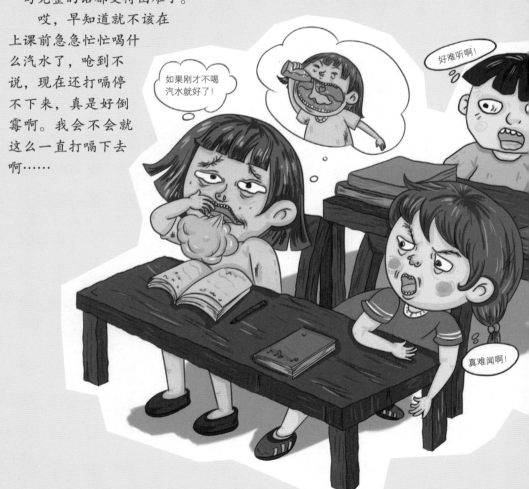

如果刚才不喝
汽水就好了！

好难听啊！

真难闻啊！

不受大脑控制的打嗝

当我们突然吃很热或者很冷的食物时就会打嗝，这是因为这些食物会刺激我们的胃，胃更加卖力地蠕动起来。这个时候胃里如果有空气的话，空气就会挤压腹部和胸部中间的横膈膜，使得横膈膜抽筋，我们就开始打嗝了。

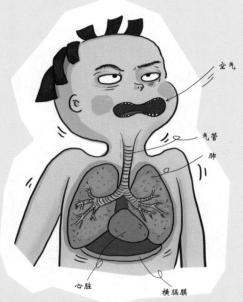

在胸腔的内部和心脏的上部，气管被分开，形成了左右两条支气管，这是空气进出肺的通道。肺和心脏"坐"在横膈膜上面。横膈膜其实并不是膜，而是一层像盖子又像活塞的厚厚的肌肉，将胸腔和腹腔分隔开来。横膈肌的主要作用是帮助呼吸，当横膈肌收缩的时候，胸腔变大，肺的容积也变大，于是肺里的气压下降，外界的气体经过呼吸道进入肺中，完成吸气。当横膈肌扩张的时候，胸腔变小，帮助肺将气体排出体外。如果横膈肌因为抽筋而痉挛，那么空气就会骤然被吸入，还发出"嗝儿"的声响。

打嗝是一种很自然的现象，是体内神经的条件反射，所以命令它"停下来"是没有用的，不过也不用过分担心，一般来说过一段时间"嗝"就会自然停止。如果觉得打嗝很难受，那么可以试着用力吸进一口气，然后再憋一段时间，说不定就会好了。因为我们在憋气的时候，横膈膜会停止活动，憋气之后，横膈膜就会重新开始工作了，就好像是电脑重启一样。

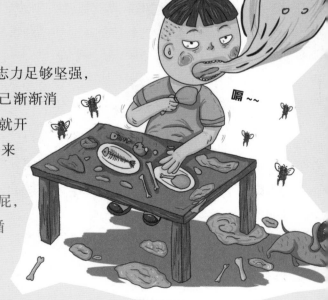

嘿嘿，虽然我味道不是很好闻，但是我绝对不是屁！

吃多了会打饱嗝

当大快朵颐的时候，也会很没形象地打嗝，这可不是由横膈膜抽筋引起的，而是所谓的"饱嗝"。饱嗝是从胃里出来的，主要成分就是我们吃东西时吞进去的空气。这些空气聚集在胃里会增加对胃的压力，让胃变得鼓鼓的。为了减少胃的压力，我们不得不通过打嗝将这些气体排出体外。

如果吃饭的同时喝可乐、汽水等碳酸饮料，就更容易打嗝了，因为溶解在饮料里的二氧化碳也会跟着一起被排出体外。

因为饱嗝是从胃里出来的，所以有时候还会带着食物的味道。在餐桌上打饱嗝是很不礼貌的行为，要尽量避免。方法就是尽量吃得斯文，不要狼吞虎咽，因为吃得越快、喝得越快，就会有越多的气体被吞下去。

嗝和屁大不同

大家大概都知道，如果意志力足够坚强，忍着屁不放，那么那个屁会自己渐渐消失掉。难道是因为用力忍，屁就开始向上走，变成嗝从嘴里打出来吗？不要啊，这也太恶心了吧。

事实上，如果忍着不放屁，屁就会由肠黏膜吸收回到血液循

嗝~~

环中，然后经由尿液排泄出来。但是最好还是不要忍，因为如果屁不能以最简单的方式释放出去，那就只能另觅途径，这不但增加了身体负担，还有可能造成肌体慢性中毒，引起腹部鼓胀、肠吟声声、精神不振、消化不良、头晕目眩，甚至还可能产生腹膜炎、肠梗阻等疾病。

而嗝与屁完全不同。横膈膜抽筋而打出来的嗝只不过是肺里面的空气而已，和我们的消化系统基本上没什么关系；饱嗝倒是胃里的气体，但是胃和肠道之间是有一扇"门"的，所以，屁是不会由大小肠"逆流而上"，回到胃里的。

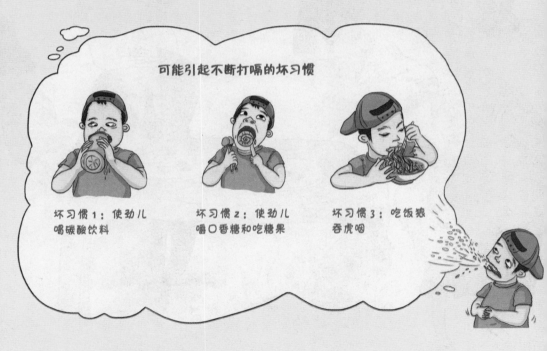

可能引起不断打嗝的坏习惯

坏习惯1：使劲儿喝碳酸饮料

坏习惯2：使劲儿嚼口香糖和吃糖果

坏习惯3：吃饭狼吞虎咽

"呕——"，胃里一阵翻滚，我只能飞速跑到路边"哇"的一声吐了出来，这下可亏大了，嘴里充斥着刚吃过的食物混杂在一起的味道，还有些酸溜溜的，胃还在一阵一阵地抽搐……

呕吐

吐出来你就亏了

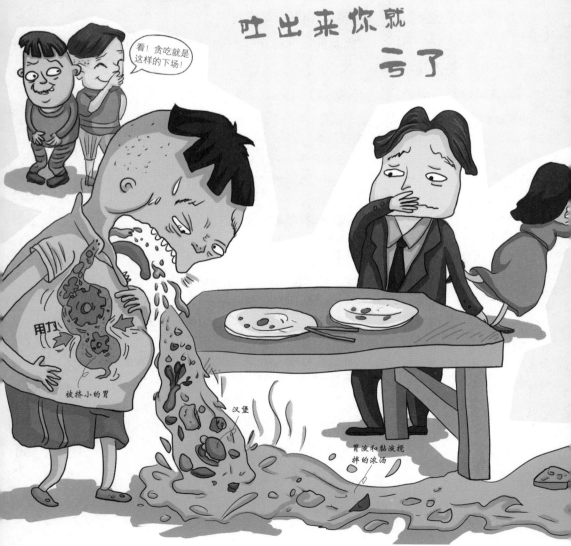

人类被设定的模式是"很少呕吐"

呕吐是指胃和一部分小肠里的东西通过食管道逆流出口腔的一系列动作。你若感觉迷糊、脸色苍白、身体冒汗，并且口中泛酸水，可能就是要呕吐了，得赶快去洗手间。

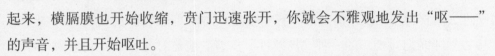

一般情况下，我们人类很少会呕吐，这是因为胃的入口有一扇门，这扇门叫作贲门，可以防止食物倒流。在胃的出口处也有一扇门，当我们想吐的时候，出口的这扇门就会关上，这个时候胃就开始晃动起来，横膈膜也开始收缩，贲门迅速张开，你就会不雅观地发出"呕——"的声音，并且开始呕吐。

逆流而上的食物

打开的贲门

关上

痛苦的胃

正是因为人类被设定成"很少呕吐"的模式，所以经常呕吐可不是什么好事哦，因为胃里的胃酸是一种比较刺激的东西，会给咽喉和食道带来损伤。妈妈们怀孕的时候会因为小宝宝的缘故而呕吐，这种呕吐可能还会在一段时间内比较频繁，所以真的是很辛苦呢。

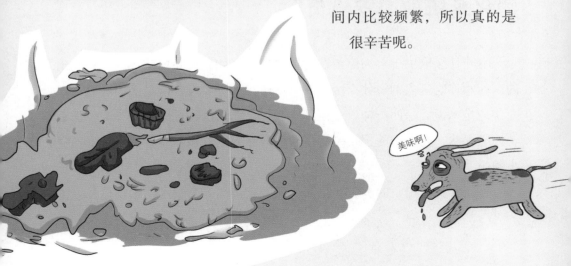

美味啊！

经常相随的恶心和呕吐

说起呕吐往往就会想到恶心，有的时候看到脏的东西，比如这本书，也会夸张地说："哇，恶心得要吐了。"

事实就是这样，恶心与呕吐经常是同时发生的。有些病会让我们觉得上腹部嘈杂胀闷，食物一阵阵向上顶撞，这就是"恶心"，在这之后往往就会难受得吐出来了。刚开始呕吐的时候，吐出来的多半是吃进去的食物与黏液，但如果一直吐啊吐，就有可能连胆汁和肠液都吐出来。恶心呕吐既是对疾病的一种"反射性"应答，也是对各种不良刺激的一种保护性反应。

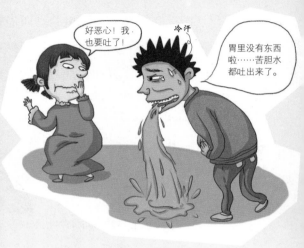

消化系统的"安检员"

呕吐什么取决于食物停留在胃里的时间。如果时间比较短，那么吐出来的东西和你吃进去的没什么区别，虽然已经被咀嚼过，但是仍旧可以看出是面条还是米饭，是西红柿鸡蛋还是红烧肉。如果已经过了几个小时，那么不管你吃了啥，吐出来的都是带着强烈的酸味、很黏稠，被胃加工过准备送去小肠的"食糜"。

可能和我们想象的有点儿出入，那就是虽然大多数的物理消化都发生在

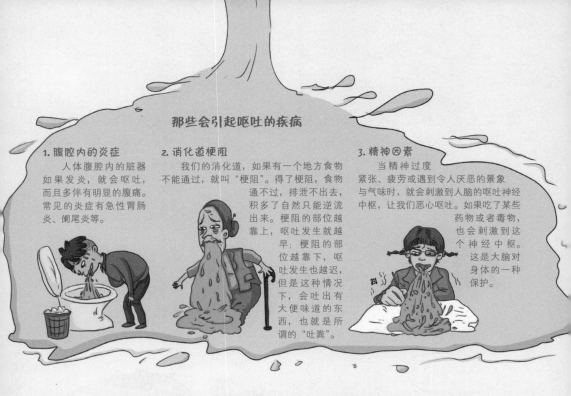

那些会引起呕吐的疾病

1. 腹腔内的炎症

人体腹腔内的脏器如果发炎，就会呕吐，而且多伴有明显的腹痛。常见的炎症有急性胃肠炎、阑尾炎等。

2. 消化道梗阻

我们的消化道，如果有一个地方食物不能通过，就叫"梗阻"。得了梗阻，食物通不过，排泄不出去，积多了自然只能逆流出来。梗阻的部位越靠上，呕吐发生就越早；梗阻的部位越靠下，呕吐发生也越迟，但是这种情况下，会吐出有大便味道的东西，也就是所谓的"吐粪"。

3. 精神因素

当精神过度紧张、疲劳或遇到令人厌恶的景象与气味时，就会刺激到人脑的呕吐神经中枢，让我们恶心呕吐。如果吃了某些药物或者毒物，也会刺激到这个神经中枢。这是大脑对身体的一种保护。

胃里，但是胃却几乎不吸收任何营养物质，它只是用三层强而有力的肌肉使劲地收缩，产生搅拌运动，挤压在胃里的食物，并且让它们更好地和胃液相混合。

食物一直待在胃里，直到它们都变成黏糊糊的液体状食糜，这个时候胃才会开放"出口"，慢慢地、一点一点地将充分搅拌后的食糜送至小肠，就好像尽职尽责的"安检员"，不达到标准，绝不放行。

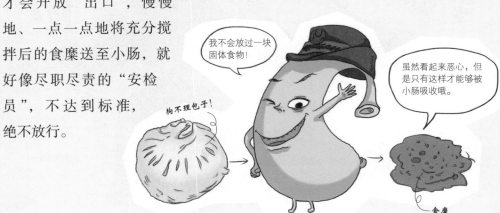

我不会放过一块固体食物！

狗不理包子！

虽然看起来恶心，但是只有这样才能够被小肠吸收哦。

食糜

从来没有如此清晰地感受过便便挤出体外的过程，因为那实在是太疼了。好不容易完事之后，用纸擦擦，黄褐色的便便粘着鲜红的血，肛门还在火辣辣地疼。这种疼痛，可能还要持续很久、很久……想去医院看看，可是一想到这个令人尴尬的部位，我又退缩了……

痔疮

让你苦不堪言的罪魁祸首

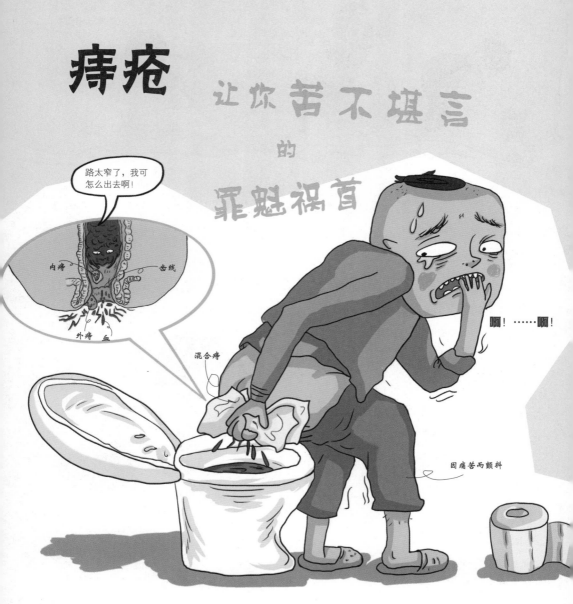

路太窄了，我可怎么出去啊！

内痔　　齿线
外痔　血
混合痔

啊！……啊！

因痛苦而颤抖

肛门也是重要的身体部位

好吧，你猜对了，我的肛门得病了。

肛门是便便离开我们身体的最后一站。它位于直肠的下面，由肛管和肛门口两部分组成。在肛管皮肤与直肠黏膜的连接处有一道锯齿状的"警戒线"——齿线。

肛门里有一种能够帮助便便顺利排出体外的重要装置，那就是分布在肛门周围的血管和支撑着这些血管的组织。当我们用力排便的时候，血液会聚集到肛门周围，使那些血管迅速膨胀，这样支撑血管的组织也会膨胀起来，形成一个软绵绵的垫子，保护肛门不被粗糙的便便伤害。等便便排完之后，血液就会回流到身体的其他部位，膨胀的血管也就恢复原样了。

便便的过程

消化过程的最后一个环节就是排便，粪便沿着直肠和肛管达到肛门后被排出体外。环绕着肛门的内括约肌是自动的，也就是说不由意识控制，而外括约肌则可以听从大脑的吩咐。婴幼儿在还没有学会怎样控制外括约肌的时候，不得不包上尿布。

当我们坐在马桶上的时候，大脑会有意识地发出指令，松开外括约肌，让直肠可以收缩着推动粪便从肛门排出体外，当直肠被排空以后，括约肌就会收缩，肛门关闭。

痔疮——人类的专利

一旦肛门里那些膨胀的血管没有恢复原样，那么覆盖在血管周围的黏膜就会慢慢地长大，于是肛门就会生病，形成痔疮。别提了，一提我又疼了！

在那么多种有肛门的动物中，只有人类是最容易得痔疮的，原因就是人

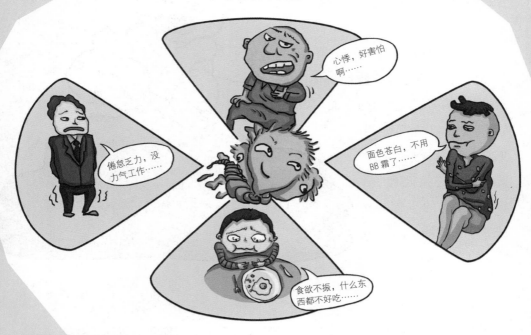

类一直非常自信地"直立行走"。直立行走使我们的肛门位置低于身体的重心，于是长时间站着或长时间行走都会让我们的血液更容易流向肛门，使那些血管膨胀。

其中，便秘的人更容易被痔疮缠上，因为他们便便的时候比别人更用力，蹲坐的时间也更长，而且因为便秘，便便也会更粗更硬。这一切都会伤害到娇嫩的肛门和肛门周围的血管，最终得上令人苦不堪言的痔疮。

痔疮最主要的症状之一就是便血，若大便时反复出血，则会使体内丢失大量的铁，引起缺铁性贫血。

不要把卫生间当成图书馆

　　要想预防痔疮，最重要的一条就是"不要把卫生间当成图书馆"。马桶是用来处理粪便的，不是图书馆的座位，供你看书、杂志或者报纸。上厕所时间过长会拉伤你的肛门括约肌，使你更容易得痔疮。另外就是要注意饮食，精制的低纤维食物往往口感更好，但是这种食物由于缺少粗纤维，容易产生硬而干燥的粪便，这种粪便排泄起来很困难，肛门括约肌可能因用力过度而被拉伤或者断裂。

　　如果不小心得了痔疮，保持肛门清洁和经常用温水泡一泡是有好处的，可以帮助你缓解疼痛。如果你的痔疮已经很严重了，冷敷也是可以的，用一个塑料袋装上一些冰块，用毛巾把冰袋裹住，敷在患处 10 ~ 15 分钟，可以让你不那么疼。

　　当然了，如果这些招数都见效甚微，就别再犹豫，请医生帮忙吧！

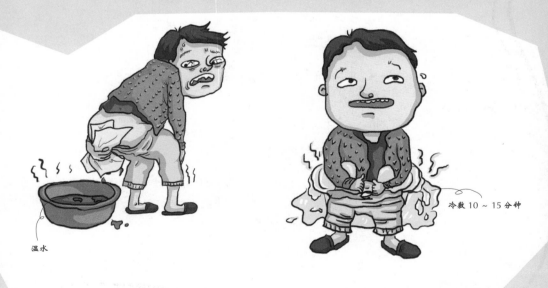

温水

冷敷 10 ~ 15 分钟

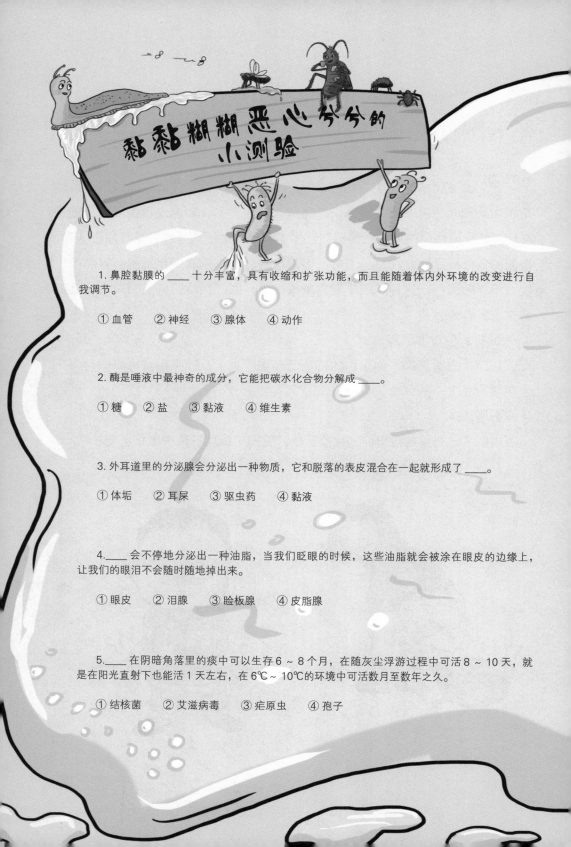

黏黏糊糊恶心兮兮的小测验

1. 鼻腔黏膜的 ____ 十分丰富，具有收缩和扩张功能，而且能随着体内外环境的改变进行自我调节。

① 血管　　② 神经　　③ 腺体　　④ 动作

2. 酶是唾液中最神奇的成分，它能把碳水化合物分解成 ____。

① 糖　　② 盐　　③ 黏液　　④ 维生素

3. 外耳道里的分泌腺会分泌出一种物质，它和脱落的表皮混合在一起就形成了 ____。

① 体垢　　② 耳屎　　③ 驱虫药　　④ 黏液

4. ____ 会不停地分泌出一种油脂，当我们眨眼的时候，这些油脂就会被涂在眼皮的边缘上，让我们的眼泪不会随时随地掉出来。

① 眼皮　　② 泪腺　　③ 睑板腺　　④ 皮脂腺

5. ____ 在阴暗角落里的痰中可以生存 6 ~ 8 个月，在随灰尘浮游过程中可活 8 ~ 10 天，就是在阳光直射下也能活 1 天左右，在 6℃ ~ 10℃的环境中可活数月至数年之久。

① 结核菌　　② 艾滋病毒　　③ 疟原虫　　④ 孢子

6. 深褐色的便便说明吃的 ＿＿＿ 太多了，这种便便的味道不好闻，往往还容易黏在屁屁上擦不干净。长期下去会造成身体的亚健康状态。

　① 肉类和蛋白质　　② 蔬菜　　③ 豆子　　④ 碳水化合物

7. 肾脏的作用就是净化 ＿＿＿，将人体的排泄物全部分离出来，这些分离出来的排泄物会自动存储在膀胱里面，然后被排出体外。

　① 尿液　　② 体液　　③ 血液　　④ 汗液

8. 屁的成分通常是氮气、二氧化碳、氢气、硫化氢和甲烷等，其中 ＿＿＿ 就是臭味的"元凶"。

　① 氮气和二氧化碳　　② 二氧化碳和氢气　　③ 氢气和硫化氢　　④ 硫化氢和甲烷

9. 饱嗝是从胃里出来的，主要成分是 ＿＿＿。

　① 食物发酵产生的气体　　② 二氧化碳　　③ 吃东西时候吞下去的空气　　④ 屁

10. 当我们坐在马桶上的时候，大脑会有意识地发出指令，松开 ＿＿＿，让直肠可以收缩着推动粪便从肛门排出体外。

　① 内括约肌　　② 外括约肌　　③ 大肠　　④ 小肠

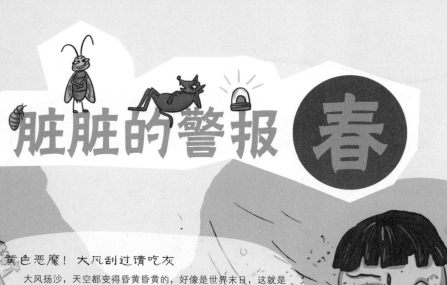

脏脏的警报 春

黄色恶魔！大风刮过请吃灰

大风扬沙，天空都变得昏黄昏黄的，好像是世界末日，这就是可恶的沙尘暴了。在我国西北部和中亚内陆的沙漠和戈壁上，由于气温的冷热剧变，这里的岩石比别处会更快地崩裂瓦解，成为碎屑。这些碎屑被带到3500米以上的高空，进入西风带，被西风急流向东南方向搬运，直至黄河中下游一带才逐渐飘落下来。

当人暴露于沙尘天气中时，含有各种有毒化学物质、病菌等的尘土可透过层层防护进入到口、鼻、眼、耳中，若得不到及时清理，将对这些器官造成损害，或病菌以这些器官为侵入点引发各种疾病。在沙尘暴的天气里，出门尽量用口罩、围巾等将自己的头脸保护起来，避免吃灰。

呼哧呼哧！涕泪横流花粉症

春天百花绽放，万物复苏，正是踏青的黄金季节，可是有些人一到春天就特别容易"感冒"，除了打喷嚏、流鼻涕、鼻塞、头疼外，还伴有眼痒、流泪、鼻痒等症状。其实这不是感冒，而是大名鼎鼎的"花粉症"。

在花粉浓度高时，尽量减少外出，尤其少接触各类花粉。即使外出，也要戴上口罩和墨镜，最好将裸露的部分统统包起来，最终目标是把自己打扮得连亲妈都认不出来。

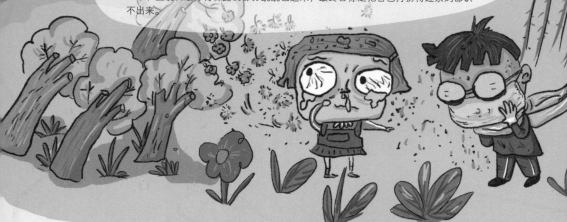

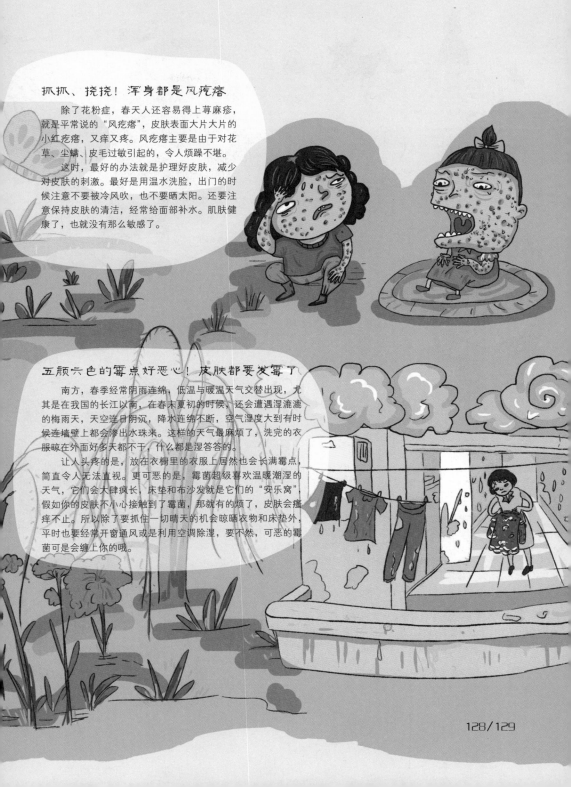

抓抓、挠挠！浑身都是风疙瘩

除了花粉症，春天人还容易得上荨麻疹，就是平常说的"风疙瘩"，皮肤表面大片大片的小红疙瘩，又痒又疼。风疙瘩主要是由于对花草、尘螨、皮毛过敏引起的，令人烦躁不堪。

这时，最好的办法就是护理好皮肤，减少对皮肤的刺激。最好是用温水洗脸，出门的时候注意不要被冷风吹，也不要晒太阳。还要注意保持皮肤的清洁，经常给面部补水。肌肤健康了，也就没有那么敏感了。

五颜六色的霉点好恶心！皮肤都要发霉了

南方，春季经常阴雨连绵，低温与暖温天气交替出现，尤其是在我国的长江以南，在春末夏初的时候，还会遭遇湿漉漉的梅雨天，天空连日阴沉，降水连绵不断，空气湿度大到有时候连墙壁上都会渗出水珠来。这样的天气最麻烦了，洗完的衣服晾在外面好多天都不干，什么都是湿答答的。

让人头疼的是，放在衣橱里的衣服上居然也会长满霉点，简直令人无法直视。更可恶的是，霉菌超级喜欢温暖潮湿的天气，它们会大肆疯长，床垫和布沙发就是它们的"安乐窝"，假如你的皮肤不小心接触到了霉菌，那就有的烦了，皮肤会瘙痒不止。所以除了要抓住一切晴天的机会晾晒衣物和床垫外，平时也要经常开窗通风或是利用空调除湿，要不然，可恶的霉菌可是会缠上你的哦。

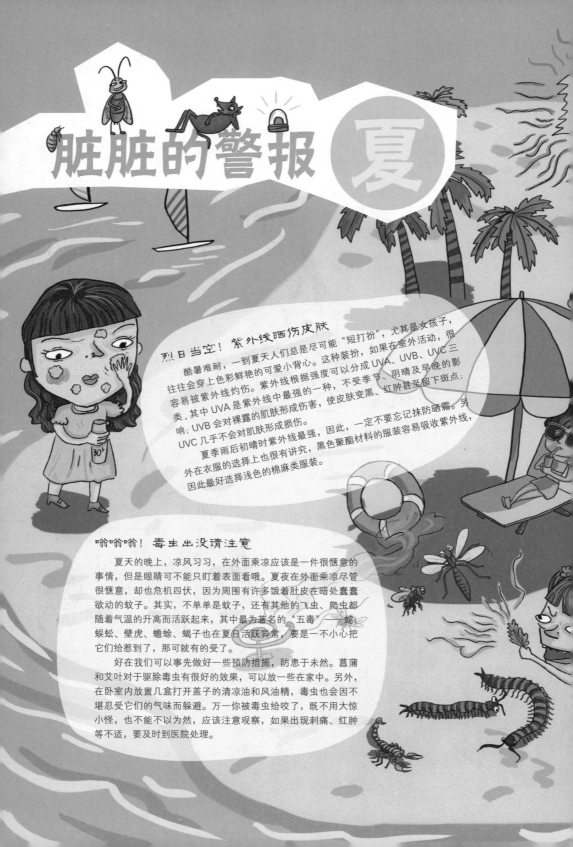

脏脏的警报 夏

烈日当空！紫外线晒伤皮肤

酷暑难耐，一到夏天人们总是尽可能"短打扮"，尤其是女孩子，往往会穿上色彩鲜艳的可爱小背心。这种装扮，如果在室外活动，很容易被紫外线灼伤。紫外线根据强度可以分成 UVA、UVB、UVC 三类，其中 UVA 是紫外线中最强的一种，不受季节、阴晴及早晚的影响；UVB 会对裸露的肌肤形成伤害，使皮肤变黑、红肿甚至留下斑点；UVC 几乎不会对肌肤形成损伤。

夏季雨后初晴时紫外线最强，因此，一定不要忘记抹防晒霜。另外在衣服的选择上也很有讲究，黑色聚酯材料的服装容易吸收紫外线，因此最好选择浅色的棉麻类服装。

嗡嗡嗡！毒虫出没请注意

夏天的晚上，凉风习习，在外面乘凉应该是一件很惬意的事情，但是眼睛可不能只盯着表面看哦。夏夜在外面乘凉尽管很惬意，却也危机四伏，因为周围有许多饿着肚皮在暗处蠢蠢欲动的蚊子。其实，不单单是蚊子，还有其他的飞虫、爬虫都随着气温的升高而活跃起来，其中最为著名的"五毒"——蛇、蜈蚣、壁虎、蟾蜍、蝎子也在夏日活跃异常，要是一不小心把它们给惹到了，那可就有的受了。

好在我们可以事先做好一些预防措施，防患于未然。菖蒲和艾叶对于驱除毒虫有很好的效果，可以放一些在家中。另外，在卧室内放置几盒打开盖子的清凉油和风油精，毒虫也会因不堪忍受它们的气味而躲避。万一你被毒虫给咬了，既不用大惊小怪，也不能不以为然，应该注意观察，如果出现刺痛、红肿等不适，要及时到医院处理。

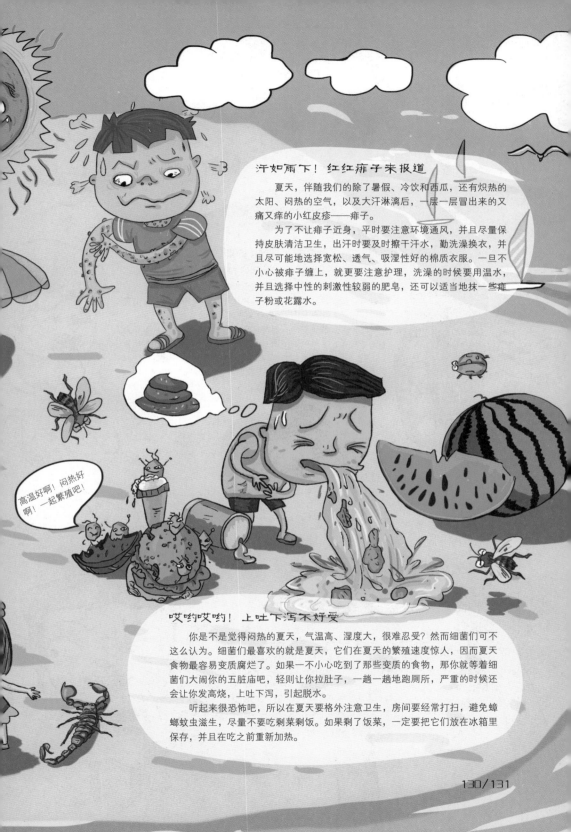

汗如雨下！红红痱子来报道

夏天，伴随我们的除了暑假、冷饮和西瓜，还有炽热的太阳、闷热的空气，以及大汗淋漓后，一层一层冒出来的又痛又痒的小红皮疹——痱子。

为了不让痱子近身，平时要注意环境通风，并且尽量保持皮肤清洁卫生，出汗时要及时擦干汗水，勤洗澡换衣，并且尽可能地选择宽松、透气、吸湿性好的棉质衣服。一旦不小心被痱子缠上，就更要注意护理，洗澡的时候要用温水，并且选择中性的刺激性较弱的肥皂，还可以适当地抹一些痱子粉或花露水。

高温好啊！闷热好啊！一起繁殖吧！

哎哟哎哟！上吐下泻不好受

你是不是觉得闷热的夏天，气温高、湿度大，很难忍受？然而细菌们可不这么认为。细菌们最喜欢的就是夏天，它们在夏天的繁殖速度惊人，因而夏天食物最容易变质腐烂了。如果一不小心吃到了那些变质的食物，那你就等着细菌们大闹你的五脏庙吧，轻则让你拉肚子，一趟一趟地跑厕所，严重的时候还会让你发高烧，上吐下泻，引起脱水。

听起来很恐怖吧，所以在夏天要格外注意卫生，房间要经常打扫，避免蟑螂蚊虫滋生，尽量不要吃剩菜剩饭。如果剩了饭菜，一定要把它们放在冰箱里保存，并且在吃之前重新加热。

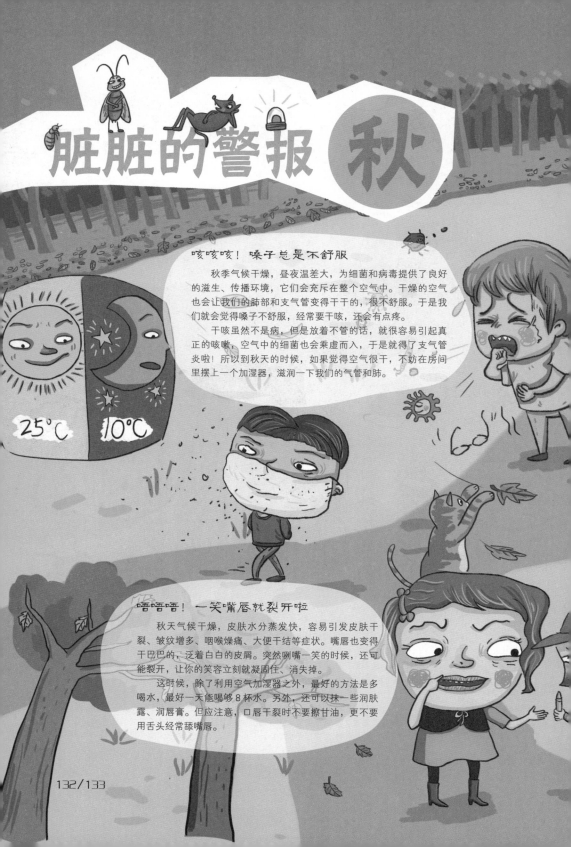

脏脏的警报 秋

咳咳咳！嗓子总是不舒服

秋季气候干燥，昼夜温差大，为细菌和病毒提供了良好的滋生、传播环境，它们会充斥在整个空气中。干燥的空气也会让我们的肺部和支气管变得干干的，很不舒服。于是我们就会觉得嗓子不舒服，经常要干咳，还会有点疼。

干咳虽然不是病，但是放着不管的话，就很容易引起真正的咳嗽，空气中的细菌也会乘虚而入，于是就得了支气管炎啦！所以到秋天的时候，如果觉得空气很干，不妨在房间里摆上一个加湿器，滋润一下我们的气管和肺。

25℃   10℃

唔唔唔！一笑嘴唇就裂开啦

秋天气候干燥，皮肤水分蒸发快，容易引发皮肤干裂、皱纹增多、咽喉燥痛、大便干结等症状。嘴唇也变得干巴巴的，泛着白白的皮屑。突然咧嘴一笑的时候，还可能裂开，让你的笑容立刻就凝固住、消失掉。

这时候，除了利用空气加湿器之外，最好的方法是多喝水，最好一天能喝够 8 杯水。另外，还可以抹一些润肤露、润唇膏。但应注意，口唇干裂时不要擦甘油，更不要用舌头经常舔嘴唇。

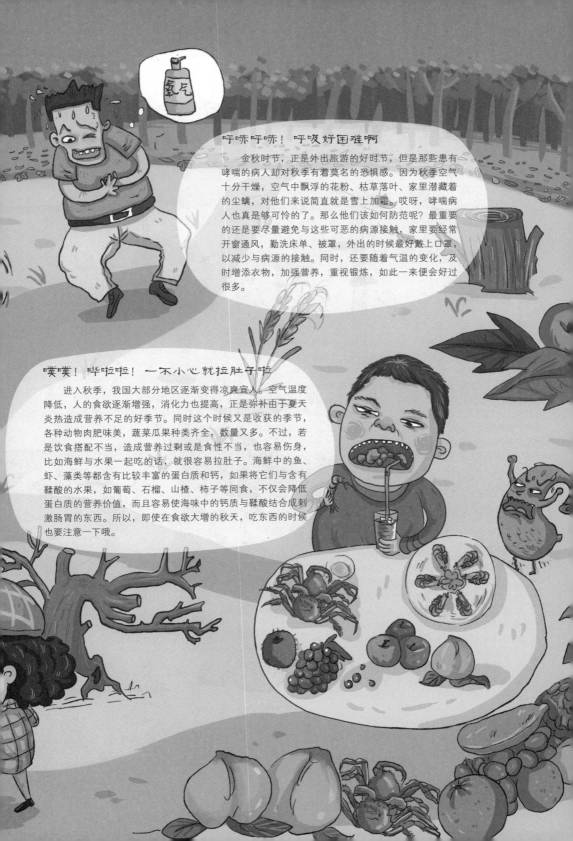

呼哧呼哧！呼吸好困难啊

金秋时节，正是外出旅游的好时节，但是那些患有哮喘的病人却对秋季有着莫名的恐惧感。因为秋季空气十分干燥，空气中飘浮的花粉、枯草落叶、家里潜藏着的尘螨，对他们来说简直就是雪上加霜。哎呀，哮喘病人也真是够可怜的了。那么他们该如何防范呢？最重要的还是要尽量避免与这些可恶的病源接触，家里要经常开窗通风，勤洗床单、被罩，外出的时候最好戴上口罩，以减少与病源的接触。同时，还要随着气温的变化，及时增添衣物，加强营养，重视锻炼，如此一来便会好过很多。

噗噗！哗啦啦！一不小心就拉肚子啦

进入秋季，我国大部分地区逐渐变得凉爽宜人。空气温度降低，人的食欲逐渐增强，消化力也提高，正是弥补由于夏天炎热造成营养不足的好季节。同时这个时候又是收获的季节，各种动物肉肥味美，蔬菜瓜果种类齐全，数量又多。不过，若是饮食搭配不当，造成营养过剩或是食性不当，也容易伤身，比如海鲜与水果一起吃的话，就很容易拉肚子。海鲜中的鱼、虾、藻类等都含有比较丰富的蛋白质和钙，如果将它们与含有鞣酸的水果，如葡萄、石榴、山楂、柿子等同食，不仅会降低蛋白质的营养价值，而且容易使海味中的钙质与鞣酸结合成刺激肠胃的东西。所以，即使在食欲大增的秋天，吃东西的时候也要注意一下哦。

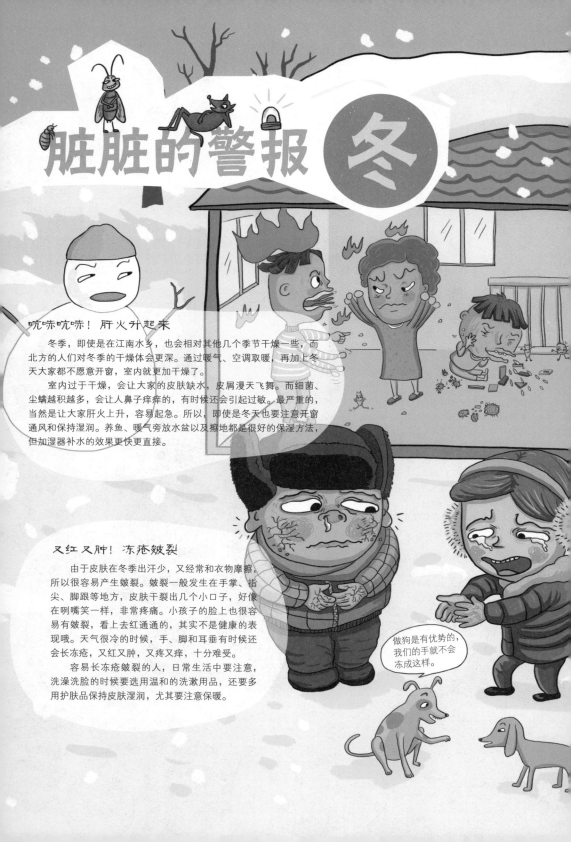

脏脏的警报 冬

吭哧吭哧！肝火升起来

　　冬季，即使是在江南水乡，也会相对其他几个季节干燥一些，而北方的人们对冬季的干燥体会更深。通过暖气、空调取暖，再加上冬天大家都不愿意开窗，室内就更加干燥了。

　　室内过于干燥，会让大家的皮肤缺水，皮屑漫天飞舞。而细菌、尘螨越积越多，会让人鼻子痒痒的，有时候还会引起过敏。最严重的，当然是让大家肝火上升，容易起急。所以，即使是冬天也要注意开窗通风和保持湿润。养鱼、暖气旁放水盆以及擦地都是很好的保湿方法，但加湿器补水的效果更快更直接。

又红又肿！冻疮皲裂

　　由于皮肤在冬季出汗少，又经常和衣物摩擦，所以很容易产生皲裂。皲裂一般发生在手掌、指尖、脚跟等地方，皮肤干裂出几个小口子，好像在咧嘴笑一样，非常疼痛。小孩子的脸上也很容易有皲裂，看上去红通通的，其实不是健康的表现哦。天气很冷的时候，手、脚和耳垂有时候还会长冻疮，又红又肿，又疼又痒，十分难受。

　　容易长冻疮皲裂的人，日常生活中要注意，洗澡洗脸的时候要选用温和的洗漱用品，还要多用护肤品保持皮肤湿润，尤其要注意保暖。

做狗是有优势的，我们的手就不会冻成这样。

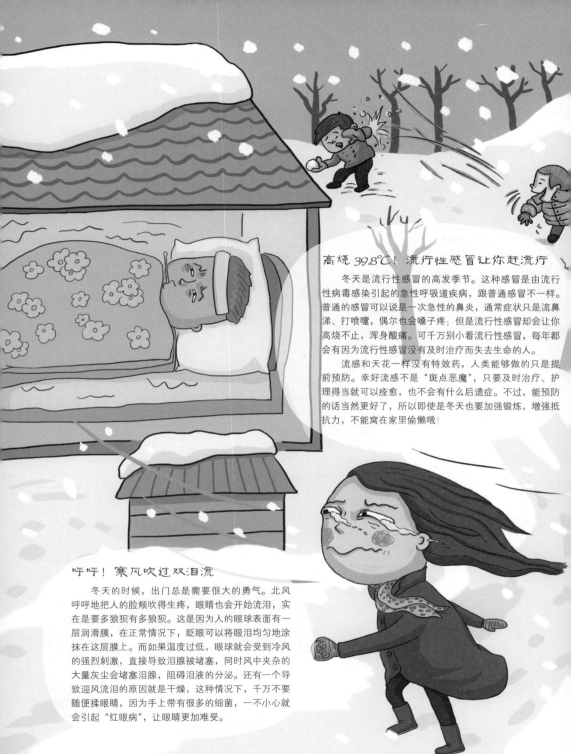

高烧 39.8℃！流行性感冒让你赶流行

冬天是流行性感冒的高发季节。这种感冒是由流行性病毒感染引起的急性呼吸道疾病，跟普通感冒不一样。普通的感冒可以说是一次急性的鼻炎，通常症状只是流鼻涕、打喷嚏，偶尔也会嗓子疼；但是流行性感冒却会让你高烧不止，浑身酸痛。可千万别小看流行性感冒，每年都会有因为流行性感冒没有及时治疗而失去生命的人。

流感和天花一样没有特效药，人类能够做的只是提前预防。幸好流感不是"斑点恶魔"，只要及时治疗、护理得当就可以痊愈，也不会有什么后遗症。不过，能预防的话当然更好了，所以即使是冬天也要加强锻炼，增强抵抗力，不能窝在家里偷懒哦！

呼呼！寒风吹过双泪流

冬天的时候，出门总是需要很大的勇气。北风呼呼地把人的脸颊吹得生疼，眼睛也会开始流泪，实在是要多狼狈有多狼狈。这是因为人的眼球表面有一层润滑膜，在正常情况下，眨眼可以将眼泪均匀地涂抹在这层膜上。而如果温度过低，眼球就会受到冷风的强烈刺激，直接导致泪腺被堵塞，同时风中夹杂的大量灰尘会堵塞泪腺，阻碍泪液的分泌。还有一个导致迎风流泪的原因就是干燥，这种情况下，千万不要随便揉眼睛，因为手上带有很多的细菌，一不小心就会引起"红眼病"，让眼睛更加难受。